感謝你購買這本書

也向辛苦的醫療同仁致意

希望本書能讓大家對於失智症有更多認識

進而預防和改善失智症

本書能完成要感謝神經內科林典佑醫師大力協助

以及陳佾昌醫師幫忙完成失智症量表的線上檢測網頁

更感謝眾多師長及前輩們的指導

以及親友們的支持與鼓勵

序

失智症為何重要?

記性差不等於失智

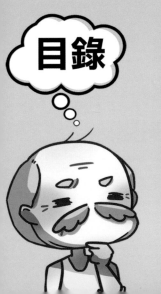

目錄

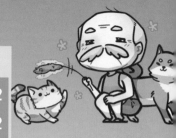

失智症十大警訊

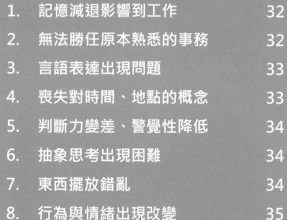

失智症分類

阿茲海默症

目錄

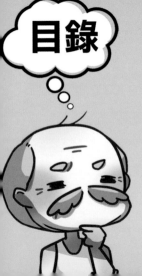

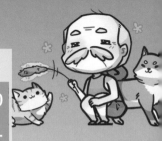

如何診斷失智症?

失智症篩檢量表

如何預防失智症?

藥物治療

非藥物治療

常見問題

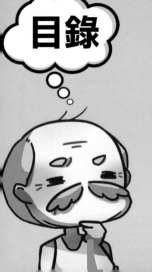

目錄

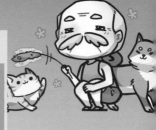

推薦相關資料

推薦序 – 黃榮村

隨著醫療發展促進人們健康，人的壽命變得更長壽了，但全世界也普遍發現，失智長者越來越多了。失智症不僅嚴重複雜且耗費社會資源，同時也可能會讓患者的家庭照顧相當吃力，失智症是未來世界各國都需要重視的健康議題。因此失智症的衛教也越來越重要，如今很高興能看到林子堯醫師能花費許多心力，撰寫這本失智症衛教書籍。

林醫師是我在擔任中國醫藥大學校長時候的畢業生，他同時也是該屆醫學系的模範生，後來更獲選台灣十大傑出青年。林醫師行醫忙碌之餘依舊筆耕不輟，撰寫了許多書籍衛教社會，內容深入淺出讓人易懂。

我經常會想到以前當教授時，常與一些有志於精神醫學發展的朋友一齊討論研究，他們都是聰明又有愛心的醫師或教授，時至今日還在發揮影響力。現在又看到有年輕一代的醫師積極投入，心情愉快，故樂為之序。

考試院院長
前教育部部長
前中國醫藥大學校長
中國醫藥大學生醫所榮譽講座教授

黃榮村

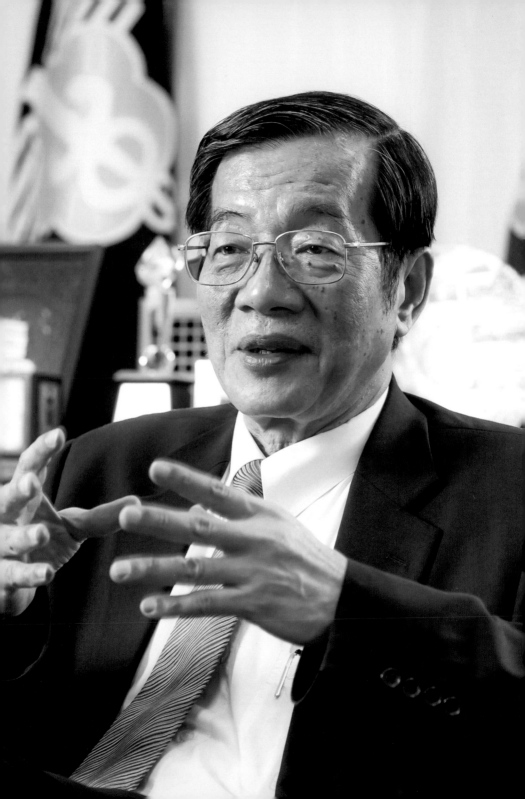

推薦序 – 陳快樂

　　失智症是當今全世界的重大議題，失智症不僅會戕害個人身心健康，也對家庭和社會產生很大的負擔。很高興能看到林子堯和林典佑兩位醫師花費心力為民眾寫了這本書。林子堯醫師是精神專科醫師，林典佑醫師則是神經內科專科醫師，兩位以彼此的專業醫學知識結合臨床經驗，衛教了失智症的各種面向。民眾如果想了解失智症，這是本很好的書籍，推薦給大家。

　　我是子堯擔任桃園療養院住院醫師期間的院長，子堯在訓練期間，臨床表現與品行大家皆相當讚賞。子堯成為主治醫師後，回到家鄉成立雷亞診所服務鄉親。他不僅是一位好醫師，同時也是一位優秀的漫畫家，他出版的醫學四格漫畫《醫院也瘋狂》1-11 集，寓教於樂，讓他獲得文化部漫畫最高榮譽「金漫獎」。後來更因為其多年來善心幫助過許多青年學子，讓他榮獲台灣「十大傑出青年」，可說是才華洋溢的善心青年，值得推薦。

精神健康基金會桃園分會會長
前衛生福利部心口司司長
前桃園療養院院長

陳快樂

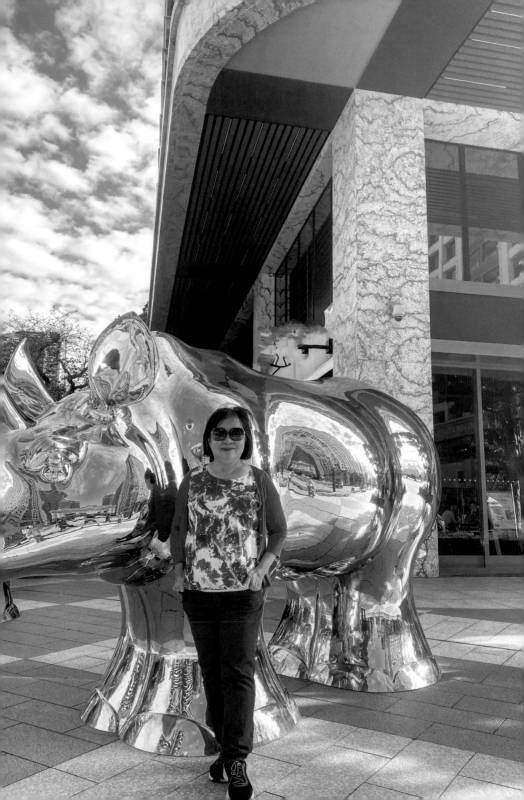

作者序 – 林子堯

　　鑽研治療失智症對我來說是具有特別的意義，我的奶奶當年罹患失智症時我仍是一位國中生，看著奶奶身心日漸惡化以及對家庭造成的莫大衝擊與負擔我束手無策，多年後我努力學習，通過考試成為了一位精神專科醫師，有很大部分的原因是因為奶奶。

　　失智症多半好發於年長者，隨著醫療科技進步，人的平均壽命越來越長，許多國家都邁入高齡化社會，失智症的人數也越來越多。失智症跟正常的老化現象不同，是一種複雜的病態性腦部退化疾病，不僅會造成個人記憶力、情緒、判斷力、睡眠和生活能力下降，也會造成家庭及社會極大負擔。

　　有鑑於許多民眾對於失智症仍是一知半解，我和好友神經專科林典佑醫師結合了醫學知識和臨床經驗，花費三年撰寫了這本書，我們希望藉由醫學專科醫師的衛教，能夠讓大家了解失智症的知識，讓民眾能防範於未然，避免罹病後嚴重的損失與痛苦。

　　本書若有可取之處，要感謝大家的鼓勵與指導。內容若有缺失不足，則是自己才疏學淺所致，醫學知識日新月異，與大家共勉之。

雷亞診所院長

身心科專科醫師

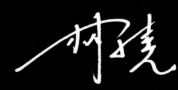

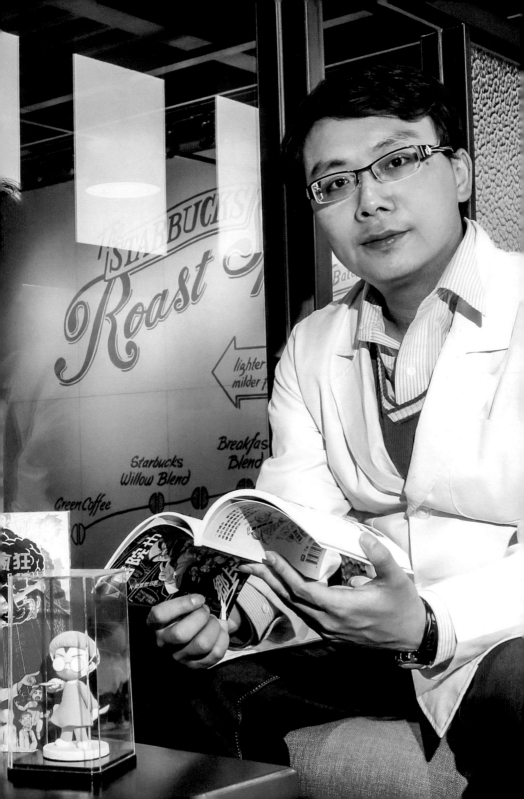

作者序 – 林典佑

　　根據國家發展委員會數據顯示，台灣將於 2025 年邁入「超高齡社會」，也就是每五位台灣人之中，就會有一位是 65 歲以上的長者。

　　而年長者容易有很多神經退化性疾病，比較常見的像是失智症及帕金森氏症，其中又以失智症的盛行率佔了最大宗。失智症是全面腦功能退化的疾病，不僅記憶力下降，甚至也會導致語言功能減退以及個人生活自理能力喪失，帶給家庭與社會莫大的負擔。

　　我與好友林子堯醫師一同踏入神經精神醫學領域十數載，有感於國人越來越害怕失智症找上門，因此合作進行這本書的撰寫，希望透過專科醫師的臨床經驗，能夠深入淺出地讓大家認識失智症，同時也讓大家了解提早診治的重要性，因為神經退化性疾病目前尚無法被根治，預防勝於治療。

成大醫院主治醫師
神經內科專科醫師

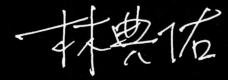

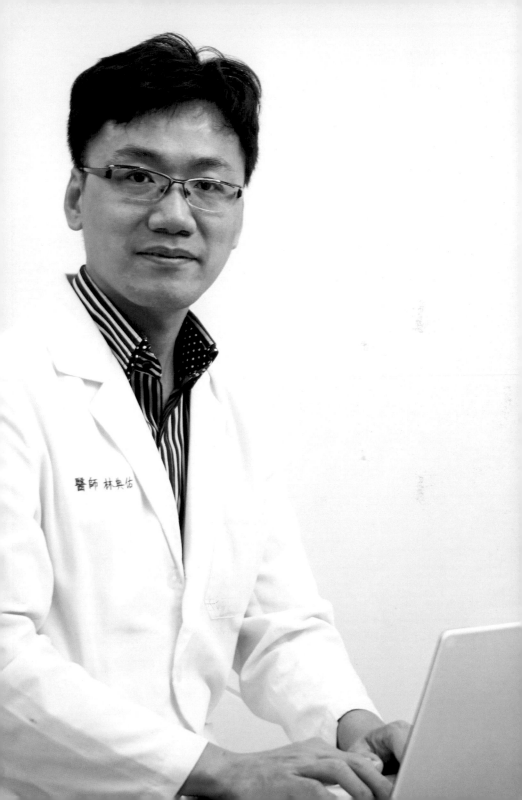

失智症為何重要？

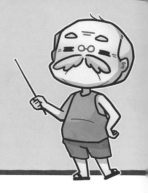

失智症跟正常老化不同

　　失智症並非正常老化的現象，而是一種疾病。失智症病人腦部細胞凋亡的速度遠高於正常年齡的退化程度。

　　失智症患者不只有記憶力的減退，還有注意力、語言能力、抽象思考能力、空間感、計算力、判斷力、行為情緒控制能力等功能會受到影響，且容易出現幻覺、妄想或脫序行為等，這些症狀會隨著嚴重程度的不同而影響工作、社會人際關係及日常生活功能。失智早期的表現可能只有記憶力較差，常找不到東西或放錯地方，漸漸可能會出現明顯的記憶力衰退，無法處理複雜的工作或解決問題，減少以前喜歡的休閒活動，情緒起伏較大，甚至會出現多疑或無故亂發脾氣罵人等症狀。

目前醫學無法根治

　　失智症之所以可怕的原因之一是目前醫學無法根治，也就是說，如果等到發現有嚴重症狀才被確診罹患失智症，是沒有方法可以完全恢復正常的，僅能用各種方法延緩腦部退化速度和減少失智症的相關症狀，因此失智症的處置重點，應該要放在早期預防和即時介入治療。

失智人口快速增加

　　隨著全球人口逐漸老化，失智症人口快速增加，根據 2019 年國際失智症協會（Alzheimer's Disease International）的 全球失智症報告，估計全球有超過 5 千多萬名失智者，到 2050 年預計將成長至 1 億 5200 萬人，屆時全球每三秒就有一人罹患失智症。

　　台灣 2019 年 12 月人口統計資料分析顯示，65 歲以上老人約有 360 萬人，其中有輕微認知障礙約 65 萬人，佔 18.16%。而罹患失智症者約 28 萬人，佔 7.78%。也就是說 65 歲以上的老人每

12 人即有 1 位失智者，而 80 歲以上的老人則每 5 人即有 1 位失智者。

根據衛生福利部及台灣失智症協會的資料，失智症的盛行率隨著年齡逐步增加，分別為：

- 65-69 歲：約有 3.4% 為失智症患者。
- 70-74 歲：約有 3.46% 為失智症患者。
- 75-79 歲：約有 7.19% 為失智症患者。
- 80-84 歲：約有 13.03% 為失智症患者。
- 85-89 歲：約有 21.92% 為失智症患者。
- 90 歲以上：約有 36.88% 為失智症患者。

一人生病全家崩潰

失智症之所以可怕的其中一點，在於它會逐漸對患者的判斷力和生活自我照顧能力帶來負面影響，甚至會開始出現混亂言行，長期下來容易讓照顧者身心俱疲，甚至可能會讓照顧者罹患失眠、焦慮症或憂鬱症。因此每位失智症患者其實不僅影響個人，也會影響到整個家庭甚至社會。

社會經濟負擔沉重

- 2012 年世界衛生組織發布全球失智症報告，全球每年花費在失智症的相關支出高達 6040 億美元。
- 2015 年國際失智症協會也發布全球失智症報告，估計失智症照護成本為 8180 億美元，成本從 2010 至 2015 年間已增加 35%。
- 2016 年台灣國科會發布的研究數據指出，台灣失智症患者每年的照護花費約 22-48 萬元新台幣。
- 2018 年全球花費在照護失智症的成本增加到 1 兆美元。
- 2030 年預估將倍增為 2 兆美元。

　　綜合各項統計和研究都可以看出，失智症未來將會消耗極大的社會成本、人力及造成許多家庭沉重負擔，是未來世界都需要共同關注的重要健康議題，因此如何預防和治療失智症變成大家必須要了解的重要知識。

名稱演變

　　失智症因為好發於年長者，過去被稱為「老人痴呆症」，後來因為有歧視及汙名化之嫌，改稱為「失智症（Dementia）」，而近年有部分學者認為失智兩字仍有汙名化之嫌，建議改稱為「重度神經認知症（Major neurocognitive disorder）」，但目前台灣社會和臨床上大多仍以失智症來稱呼，因此本書以失智症名稱來介紹。

多了解失智症的知識，學習如何預防和改善。

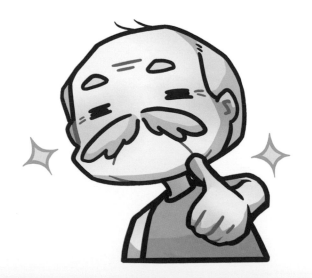

記性差不等於失智

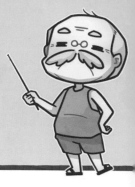

　　有句俗諺「貴人多忘事」通常是婉轉說人記憶力不好的現象，也有人會稱記憶力不好的人是「金魚腦」或「心不在焉」。

　　常有些民眾覺得自己記性變差，擔心自己是得了失智症來看診。其實記憶力不好有很多種類，不一定是罹患失智症，通常造成記憶力變差的原因有下列幾種可能：

- ・ 失眠
- ・ 物質（毒品、酒、藥物）的影響
- ・ ADHD(注意力不足過動症)
- ・ 譫妄
- ・ 壓力、焦慮、憂鬱
- ・ 失智症

失眠造成的記憶力變差

　　睡眠不僅可以放鬆身心、修復受損身體，目前醫學研究也認為在睡眠的快速動眼期階段（REM）可以鞏固記憶力。因此如果連續幾天失眠，通常會感到疲憊、昏昏沉沉和沒精神，記憶力和反應也會變得不好，所以如果覺得自己記憶力不好，不妨先想一下最近是否有睡飽。

物質影響造成的記憶力變差

　　所謂物質，在這邊泛指會影響身心的東西，常見的就是酒、毒品、麻醉藥和安眠鎮定類藥物，如果有服用這類物質有可能會影響到思考和記憶，嚴重的可能還會造成失憶或是記憶力紊亂等可能。

　　毒品是萬萬不可碰，對身心的戕害太大甚至可能會終身有後遺症。而麻醉藥多半在開刀時會遇到，也因此通常開刀後會在恢復室觀察一段時間，安全後才會讓患者離開。酒類和安眠鎮定類藥物則是要「適時、適當、適量」，尤其是安眠鎮定藥物，建議找專業醫師開立和討論，正確使用的話不會造成記憶力損害。

ADHD 注意力不足過動症造成的記憶力變差

　　許多人從小就常常「忘東忘西」、「少根筋」、「粗線條」、「金魚腦」，看起來也像是記憶力不好，但事實上這類型的人很多都是 ADHD(注意力不集中過動症) 或是 ADD(注意力不集中症) 的族群。

　　這些人記憶力不好是因為專注力和心思都放在別的事物上，導致該記得的東西無法好好聽進去或記起來，並非是真的記憶力不好，這類型的人可以考慮善用一些提醒道具，像是記事本、手機電腦程式、備忘貼、行事曆或防止忘記事情的 SOP 等。若症狀嚴重的民眾可以尋求精神專科醫師診療，考慮服用適當藥物改善專注力與記憶力。

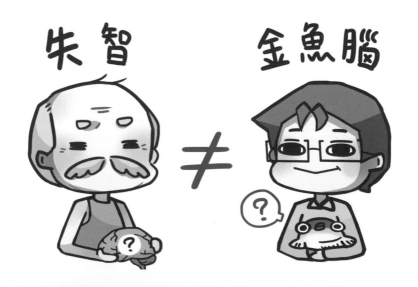

譫妄造成的記憶力變差

譫妄（Delirium）是一種嚴重的認知障礙症，主要是由生理性問題造成精神認知問題，譫妄會影響一個人的思考、判斷力、知覺和記憶，嚴重的會神智不清、幻覺、妄想、胡言亂語甚至做出脫序混亂之行為。

少數人在身體發炎感染、麻醉開完刀或在加護病房重症的過程中，因為生理遭受巨大壓力而出現譫妄現象。有的老年人服用高劑量止痛藥物也有可能。

譫妄造成的記憶力變差通常是暫時性、可逆性的，需要專業仔細的醫學評估和治療才能找出源頭並妥善治療，若是僅觀察症狀表現，容易疏忽真正病因，錯失治療黃金時機。

憂鬱症造成的記憶力變差（假性失智症）

憂鬱症患者有許多症狀，其中像是注意力下降、思緒反應變慢變鈍、失眠、沉靜在負面思考等症狀，都會影響到記憶力的表現，尤其是老年人的憂鬱症，症狀和失智症有很大程度的相似性，

若不是經驗豐富的精神專科醫師，很容易誤判為失智症。

　　這種表面呈現像失智症，實際是憂鬱症的現象，就被稱為「假性失智症」，只要接受適當專科醫師診療，服用適量的抗憂鬱藥物治療，這種記憶力變差是可逆而且可以大幅改善的，因此鑑別診斷老年人的記憶力不好是否跟憂鬱症相關是很重要的。

失智症造成的記憶力變差

　　失智症造成的記憶力變差，大多是無法回復也無法想起來的，因為儲存那些記憶的腦細胞已經「死亡」。換句話說，那些發生過的事情，對失智症患者來說是「不存在」、「根本沒發生過的」、「是別人捏造騙人的」等。

　　所以假設遇到以下兩種情境，讀者可以猜看看是哪一種比較有可能是罹患失智症。

　　1. 一位老年人 A 對親人說：「我覺得我最近記憶力很差，想事情要想很久或要別人提醒才

會想起來，有時候又會心不在焉，我擔心我
自己得到失智症了。」

2. 一位老年人 B 對親人說：「你不要亂說，我
   哪有把錢收起來，明明就是你把我的錢偷拿
   走還假裝沒這回事！你是想謀奪我的財產吧
   ！」

　　大家覺得哪一個罹患失智症的可能性比較大？
答案是 B 的可能性較大，但 A 也不是完全不可能。

　　臨床上會優先考慮 A 是晚上沒睡飽、平常心不
在焉或是短暫忘記東西放哪的可能性比較大。

　　而 B 感覺像是對於錢放哪裡的記憶「完全消

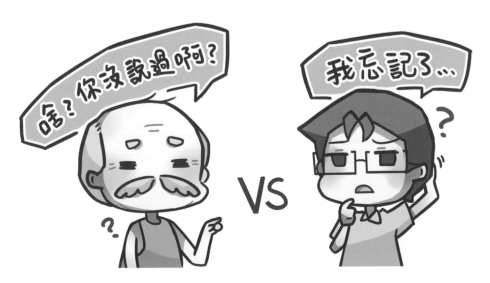

失」，甚至還有一些被害妄想的可能，所以 B 罹患失智症的可能性比較高。

但要注意的是，這種問法儘管很方便，但不是 100% 精準，比方說你要確認 B 的錢是不是真的有被人偷走的可能。以及 A 忘記事情的頻率和嚴重性是否有隨著時間過去越來越嚴重，因為 A 也有可能是失智症的極早期症狀，綜合多項資訊我們才能做出更精準的判斷。

為了方便大家更加了解，後面放上幾篇我和漫畫家兩元老師一起創作的漫畫《醫院也瘋狂》，藉由漫畫來寓教於樂，讓大家更容易理解。

失智與健忘不同

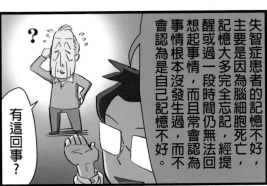

今天我和崔醫師一起來介紹失智症，失智症早年被稱呼老人痴呆症，後來正名為失智症(Dementia)，近年又改稱神經認知疾患。(Neurocognitive disorder)

失智症患者的記憶不好，主要是因為腦細胞死亡，記憶大多完全忘記，經提醒或過一段時間仍無法回想起事情，而且常會認為事情根本沒發生過，而不會認為是自己記憶不好。

有這回事？

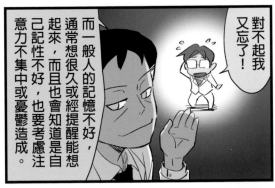

對不起我又忘了！

而一般人的記憶不好，通常想想很久或經提醒能想起來，而且也會知道是自己記性不好，也要考慮注意力不集中或憂鬱造成。

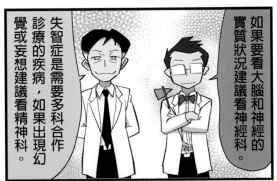

如果要看大腦和神經的實質狀況建議看神經科。

失智症是需要多科合作診療的疾病，如果出現幻覺或妄想建議看精神科。

手機掃描 QR 碼
可到博客來購買
醫院也瘋狂漫畫

29

金魚腦與失智

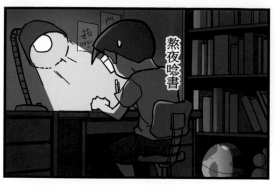

熬夜唸書

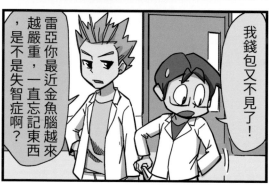

我錢包又不見了!

雷亞你最近金魚腦越來越嚴重,一直忘記東西,是不是失智症啊?

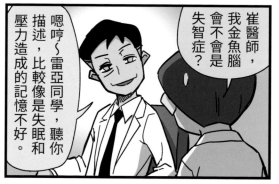

崔醫師,我金魚腦會不會是失智症?

嗯哼～雷亞同學,聽你描述,比較像是失眠和壓力造成的記憶不好。

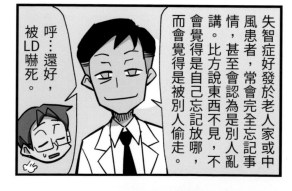

失智症好發於老人家或中風患者,常會認為是別人亂情,甚至會認為是別人亂講。比方說東西不見,不會覺得是自己忘記放哪,而會覺得是被別人偷走。

呼…還好,被LD嚇死。

迷路與失智

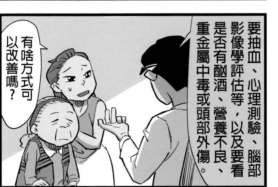

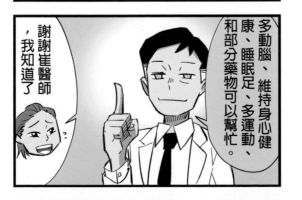

失智症十大警訊

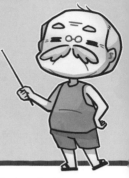

　　失智症十大警訊是用來警惕和預防失智症的，如果有警訊不代表一定是罹患失智症，沒有警訊也不代表一定沒有罹病。但如果同時有多個警訊出現，那罹患失智症的風險就提高許多，建議儘早尋求醫療評估。

1. 記憶減退影響到工作

　　一般人偶爾忘記開會時間、朋友電話，過一會兒或經提醒會再想起來。但失智症患者忘記的頻率較高，且即使經過提醒也無法想起該事件。

2. 無法勝任原本熟悉的事務

　　如英文老師不知「book」是什麼；自年輕即開車的司機伯伯現在經常走錯路；銀行行員數鈔票有困難；廚師不知如何炒菜等。

3. 言語表達出現問題

　　一般人偶爾會想不起某個東西的名稱,失智症患者想不起來的次數更頻繁,甚至要用其他替代文字才能說明簡單辭彙,例如:說不出「郵差」,改說是「送信的人」,或是說不出「筆」,改說是「那個用來寫字的東西」等。

4. 喪失對時間、地點的概念

　　一般人偶爾會忘記今天是幾月幾日,在不熟的地方可能會迷路。但失智患者可能會不知道現在是幾年幾月幾日、現在是白天或晚上、或是在自家周圍迷路,找不到回家的路。

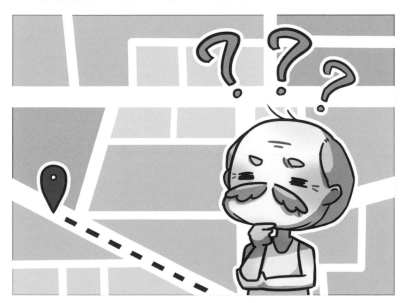

5. 判斷力變差、警覺性降低

開車常撞車或出現驚險畫面；過馬路不看左右紅綠燈；借錢給陌生人；聽信廣告買大量成藥；一次吃下一週的藥量；買不新鮮的食物等。

6. 抽象思考出現困難

無法理解言談中的抽象意涵或有錯誤反應。不會操作以前會操作的生活機械設備，像是微波爐、電視遙控器、冷氣機或提款機等。或是變得無法理解產品說明書或是路口的交通號誌。

7. 東西擺放錯亂

一般人偶爾會任意放置物品，但失智症患者更頻繁，將物品放在非習慣性或不恰當的位置，如水果放在衣櫥裡、拖鞋放在被子裡、到處塞衛生紙等。但如果本來年輕時候就擺放錯亂的人，此標準不一定適用。

8. 行為與情緒出現改變

　　一般人都會有情緒的變化，失智患者的情緒轉變較快，一下子哭起來或生氣罵人，情緒的改變不一定有可理解的原因。可能出現異於平常的行為，如隨地吐痰、拿店中物品卻未給錢、衣衫不整等。

9. 個性改變

　　一般人年紀大了個性可能會有些微改變，但失智患者因為腦部細胞的大量病態性死亡，個性改變會較為明顯，如疑心病變很重、口不擇言、過度外向、失去自我克制力、會性騷擾別人或變得沉默寡言等。嚴重的可能之後還會開始出現飯菜被下毒等被害妄想。

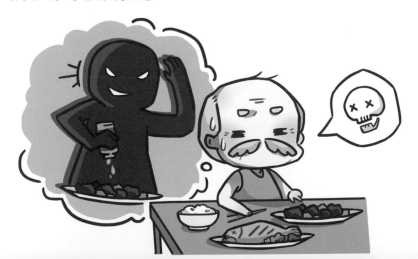

10. 活動及開創力喪失

　　一般人偶爾會不想做家事、不想上班工作，失智患者變得更被動消極，需要許多催促誘導才會參與事務，原本的興趣嗜好也不想去做了。

　　【補充】：十大警訊可以用來初步了解評估是否有失智症的疑慮或風險，但不能當作正式診斷用，如需診斷還是需要找專業醫師評估。

失智症十大警訊

1　記憶減退影響到工作
2　無法勝任原本熟悉的事務
3　言語表達出現問題
4　喪失對時間、地點的概念
5　判斷力變差、警覺性降低
6　抽象思考出現困難
7　東西擺放錯亂
8　行為與情緒出現改變
9　個性改變
10　活動及開創力喪失

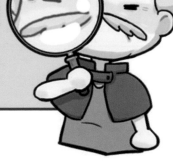

失智症種類

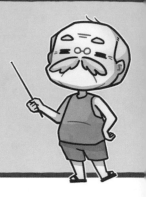

依病理機轉分類

退化性失智症（Degenerative dementia）

- 阿茲海默症（Alzheimer's disease）：最常見。
- 額顳葉型失智症（Frontotemporal dementia）
- 路易氏體失智症（Dementia with Lewy bodies）
- 帕金森氏病性失智症（Parkinson's disease dementia）

血管性失智症（Vascular dementia）

- 中風後血管性失智症（Post-stroke vascular dementia）
- 小血管性失智症（Dementia with small vessel diseases）

其他可能原因造成的失智症

- **缺乏營養**：嚴重缺乏維他命 B12 或葉酸
- **腦內疾病**：水腦、腦瘤
- **新陳代謝異常**：甲狀腺功能低下、電解質失調
- **外來物質**：酗酒、重金屬中毒
- **感染**：愛滋病、梅毒、庫賈氏症（Creutzfeldt-Jakob disease）

混合型失智症

　　以上兩種以上失智症同時混合存在，比方說阿茲海默症患者同時中風導致合併有血管性失智症。

假性失智症

　　假性失智症的定義就是並不是真的得到失智症，只是表現出來的症狀很容易被人誤以為是失智症，而錯過獲得適當治療的黃金時機，因此分辨是否是假性失智症相當重要，以下就列出兩種最常見的假性失智症：

- **憂鬱症**：憂鬱症因為許多症狀與失智症相近

（如記憶力減退、反應變慢、沒有活力），有時候會被誤診為失智症，因此被稱為假性失智症。如果是憂鬱症造成的假性失智症，當把憂鬱症治療好之後，症狀可以改善非常多，因此應該儘早接受正確治療。此外，也有少數學者會泛稱所有可逆型的失智症為假性失智症，不過臨床上會造成假性失智症的還是以憂鬱症居多。

· **譫妄**：譫妄的患者因生理問題導致可能會出現意識不清、定向感喪失、記憶紊亂、混亂言行或幻覺妄想等症狀，也可能會被誤認為是失智症，需要留意。

依好發機率排序

失智症依好發機率排序分別是：

· **阿茲海默症**：50-60%（退化性失智症）
· **血管性失智症**：15-20%
· **路易氏體失智症**：10%（退化性失智症）
· **額顳葉型失智症**：5%（退化性失智症）
· **其他**：10%

各類型失智症的好發機率，不同研究數據有些許不同，但皆以阿茲海默症比例為最高，血管性失智症為第二高。另外還有所謂的「混合型失智症」，指的是包括兩種類型以上的失智症，混合型失智症的比例因為差距更大，這裡僅文字敘述不列入圖表分布。

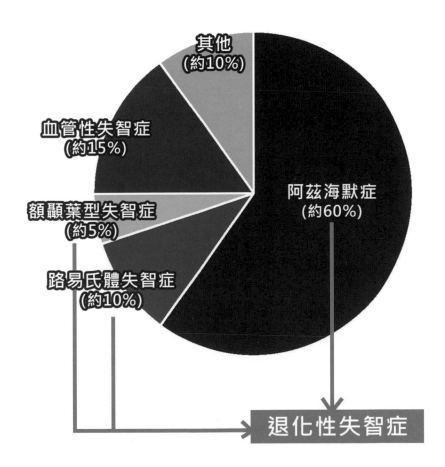

依發病年齡分類

　　失智症依照發病年齡分為「早發性失智症」
（65 歲以前診斷）和「晚發性失智症」（65 歲以
後診斷），但不管是早發性還是晚發性失智症，
兩者之中最多的都還是阿茲海默症。

早發性失智症

　　早發性失智症（Early onset dementia），是
指 65 歲以下被診斷為失智症之個案，這群失智症
患者的致病原因可能與基因遺傳有關係。

　　早發性失智症只佔了失智症 1-5%，其中
40-80%患者有早發性失智症的自體顯性遺傳基
因。（自體顯性遺傳意即如果父母其中一位罹病，
則子女得病的機率高達 50%以上。）早發性失智
症的病因很多，除了自體顯性遺傳基因之外，還
包括了像是額顳葉型失智症或是其他會造成早發
性腦部病理性退化的原因：

- 自體顯性遺傳的阿茲海默症
- 額顳葉型失智症
- 血管性失智症

- 路易氏體失智症
- 帕金森氏症 / 亨丁頓舞蹈症 / 多發性硬化症 / 唐氏症 / 愛滋病
- 酗酒

目前已知人體染色體有三個基因突變會造成自體顯性遺傳的阿茲海默症：

- 第 1 對染色體上的 PSEN2 基因：95% 會發病，5% 不會發病，發病年齡分別為 40-75 歲。
- 第 14 對染色體上的 PSEN1 基因：幾乎都會發病，發病年齡分別為 30-60 歲。
- 第 21 對染色體上的 APP 基因：幾乎都會發病，發病年齡為 40-60 歲。

這三個基因突變的發病年齡範圍相當大，甚至在同一家族基因中，不同家人發病年齡前後可相差 20 歲之多，代表除了先天基因以外，後天仍有一些因素會影響發病的年齡或病程發展。

晚發性失智症

　　失智症大部分都是發病年齡大於 65 歲的晚發性失智症（Late onset dementia），也稱為「老化型失智症」或「偶發性失智症」，偶發性（Sporadic）指的是詳細病因尚未清楚，晚發性失智症跟早發性失智症相比，遺傳關聯性較低，但仍有部分相關性。目前研究發現大多數的晚發性失智症，與位於人類第 19 對染色體上的「第四型脂蛋白基因 E（Apolipoprotein E，簡稱 APOE）」有關。

　　APOE 有三種不同的基因型，分別是 APOE2、APOE3 和 APOE4。每個人 APOE 皆為對偶基因組合（Alleles），意思是每個人天生都有分別各來自父母親各一個的基因，因此 APOE 主要有六種組合的對偶基因型，其中有兩種會增加晚發性失智症風險，兩種會降低失智症風險。

1. APOE2/APOE2：降低 40% 失智症風險。
2. APOE2/APOE3：降低 40% 失智症風險。
3. APOE2/APOE4：無明顯增加或降低失智風險。

4. APOE3/APOE3：無明顯增加或降低失智風險，是最常見的對偶基因型。

5. APOE3/APOE4 ：罹病率為正常人的 3 -5 倍。

6. APOE4/APOE4 ：罹病率為正常人的 5-15 倍。

　　另外研究發現，只要帶有 APOE4 基因，其排除血液中低密度膽固醇（ LDL ）的能力會大幅降低，所以經常有較高的血中總膽固醇及低密度脂蛋白膽固醇，並且會增加罹患晚發性失智症的風險。

　　要注意的是，APOE4 基因只是增加罹病機率，並不代表一定會得病。而不具 APOE4 基因者也不代表一定不會得病，只是罹病機率較低。因此 APOE4 是晚發性失智症的易感性基因（ Susceptibility gene ）而非致病基因，跟早發性失智症的自體顯性遺傳基因不同。

後天調適生活可降低風險

失智症與許多疾病類似，致病原因相當複雜，包括先天基因和後天環境交互影響。縱使有遺傳基因，後天若能好好預防和保養也可能不發病。

2019 年，英國艾希特大學李韋林博士（David Llewellyn）做了研究，刊登於世界著名醫學期刊《美國醫學會雜誌（The Journal of the American Medical Association，簡稱 JAMA）》，研究指出，即使家族內存在高風險遺傳基因，但只要透過維持健康生活習慣，就能降低罹病率，研究團隊蒐集了 196383 位 60 歲以上，還沒被診斷失智症的老人，在 2006 年至 2017 年期間紀錄他們的生活習慣，並將他們依照基因風險程度分為高、中、低三個組別。

比對後的結果顯示，具有高遺傳風險的群體中，保持健康的生活方式，如食用較少加工食品、攝取大量蔬果和魚肉、保持運動習慣、少飲酒且不吸菸的人群，罹患失智症比例只有 1.13％。而生活方式較不健康的人罹病機率則為 1.78％。此外，經由統計方法把參與者的年齡、性別、社經

地位等干涉影響因子消除後，推估健康生活模式可讓失智症風險降低 30%。

　　由此可見，失智症的罹病率與生活習慣有相當程度的相關性，因此大家平常要好好維護健康的生活方式才能有效預防失智症。

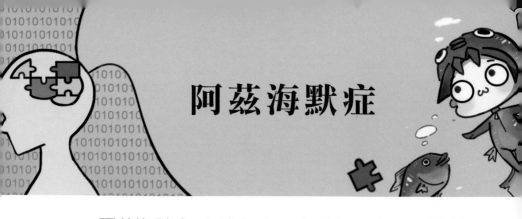

阿茲海默症

阿茲海默症（Alzheimer`s Disease），是所有失智症類型中最常見的失智症，1906 年由德國精神科醫師愛羅斯·阿茲海默（Alois Alzheimer）醫師發現，因此以其名命名。

阿茲海默症是腦部持續性不可逆的退化疾病，會導致腦細胞持續凋亡，進而引發許多症狀。美國前總統雷根（Ronald Reagan）和香港諾貝爾物理學獎得主高錕（Kuen Kao）皆罹患此症。

目前科學家尚未完全明白阿茲海默症的成因，但越來越多的醫學研究能夠讓我們逐漸了解阿茲海默症的可能病因。

病因

根據阿茲海默症患者的腦部發現，其腦細胞在細胞外有過多的 β 類澱粉蛋白（β-amyloid）以及 Tau 蛋白沉積，兩者一起形成神經纖維糾結

（Neurofibrillary tangles）斑塊，造成腦細胞連結喪失和細胞凋亡。

另外失眠是這幾年來研究發現的可能重要因子，之前研究發現僅一夜沒睡，腦中的 β 類澱粉蛋白含量就大幅增加，且特別出現在與阿茲海默症有關的海馬迴（Hippocampus）及丘腦（Thalamus）區域。

2019 年美國華盛頓大學醫學院在國際頂級期刊《科學 (Science)》上發表指出睡眠不足，β 類澱粉蛋白和 Tau 蛋白濃度也顯著升高，光是失眠一夜就會導致大腦中的 Tau 蛋白含量迅速上升50%。

所以之前有許多人擔心吃安眠藥會失智，根據目前實證公信力較高的醫學研究分析後認為，吃安眠藥的患者大多本身長期有失眠問題，應是長期失眠導致失智的風險大為增加，而非由吃安眠藥造成。

危險因子
阿茲海默症的危險因子包括高齡、女性、低教

育程度、少動腦、血管性疾病（高血壓、糖尿病、高血脂）、少活動和人際關係不活躍等。其中女性是危險因子的原因，可能是因為女性平均壽命較男性長，而阿茲海默症越高齡越容易罹病，因此女性患者較多。

病程與症狀

　　阿茲海默症的病程通常是逐步緩慢的惡化，雖然每個人退化的速度不同，但大部分的患者認知功能的退化有常見的次序。不過在此要澄清的是，這並非是定律，每位患者「不一定都會」一直照這步驟退化下去，也有人罹病後就一直停留在第一期或是第二期到逝世，也有人第一期結束之後，下次被家人注意到時已經第三期了。

　　另外病程的分類也有不同分法，也有醫療人員是依照臨床量表的分數來當作分期，量表部分後面會有章節詳述。

第一期：失憶期

　　阿茲海默症患者在這時期最明顯的症狀就是記憶障礙，主要是因為阿茲海默症初期會腦部海馬迴細胞凋亡，患者可能會忘記事情而不自知，因此會重複說或重複做，甚至會虛構出妄想來彌補消失空白的記憶，比方說自己東西忘記放哪裡，卻不覺得是自己記憶力差忘記，反而幻想是被鄰居或家人偷走。

　　除此之外患者也可能會判斷力變差，對複雜問題的處理能力顯著下降，同時也可能會在熟識的環境中迷路，或是在語言方面有命名障礙而說不出原本熟悉的人事物名稱，例如指著手錶說不出「手錶」，但會說「用來看時間的東西」。

　　有些病人會個性改變，有些變得較易暴躁易怒、有些則變得對事情漠不關心，甚至有些會有多疑和猜忌的現象。這一時期約 1-5 年，家屬常常會認為病人只是年紀老了，記憶退化，偶爾會懷疑病人怎會老化得這麼快，但大部分的病人都是被誤當成老化而未被注意，只有少部分的病人是在這一時期就診，但這時期的就醫效果較好。

第二期：混亂期

　　第二期是混亂期，比第一期原有的症狀會更明顯，記憶力更加衰退，常只記得過去很久的事情，近期的記憶很快就忘得一乾二淨。病人因此而一直講從前的故事，語言方面也開始有困難，病人開始無法理解談話的內容，讓家屬會覺得有問東答西、雞同鴨講的感覺，對熟識的人或環境也開始不認得。另外一些常用的工具也無法再去使用或操作。在個性方面開始變得多疑，甚至有妄想的情形，懷疑錢被別人偷走或是媳婦要害自己，情緒也會變得憂鬱、焦慮等。這時期由於病人的腦部功能更加退化，許多外界的訊息同時進入腦中但病人無法分辨何者為事實，因此容易在行為上和思考上產生混亂的情況，病人常會衝動的要做某些事，但馬上就把要做事情的內容忘記。這時病人大多已經發病 3-5 年以上。混亂期階段一般約持續 3-10 年。

第三期：痴呆期

　　最後疾病進入第三期，也就是痴呆期，病人腦部功能接近完全喪失，同時開始有吞嚥或行動障礙，病人的肢體開始僵硬無力無法自主行動，吞嚥和咀嚼困難容易嗆到。嚴重的甚至大小便失禁或只能臥床，照護者在這時期相當辛勞幾乎 24 小時都要在旁照顧。

　　除此之外，病人因為無法表達身體不舒服或困難，常會有合併身體健康的問題，像是吃東西嗆到而感染肺炎、糖尿病傷口狀況不佳而造成蜂窩性組織炎、長時間便祕腸胃不舒服、或跌倒中風腦出血等 ......

　　這時期病人可能會因為意外或是身體健康問題而辭世，這一時期約是在發病後 8-12 年。

返老還童

　　因此民間有一說法，失智症的病程就如同一個「返老還童」的急速退化生命歷程。從一開始功能退化，需要別人關心協助的老年期、到開始有認知判斷偏差和有幻覺妄想，跟親友產生爭執衝突，類似青少年叛逆期，到最後需要人幾乎 24 小時照顧起居生活，如同嬰幼兒期。

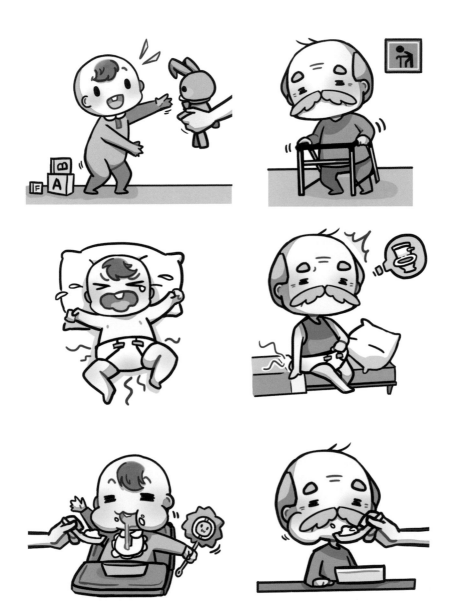

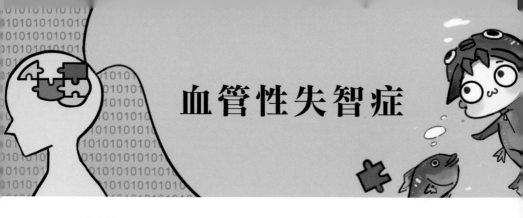

血管性失智症

病因

  血管性失智症（Vascular dementia）是第二常見的失智症，但死亡率卻是失智症裡面最高的，主要是因為血管性失智症的成因是中風或腦出血造成腦細胞一次大量死亡，而血管性失智症的嚴重程度取決於中風本身的嚴重程度、中風發生次數和中風的位置。

  根據統計，阿茲海默症女性病患多於男性，血管性失智症則正好相反，腦血管病變因年紀越大盛行率越高，平均 60 至 65 歲以上，每增加五歲增加一倍，男性又比女性多。

階梯式惡化

  血管性失智症的退化速度，取決於中風次數與中風發生的位置。一般而言，血管性失智症是以

記憶喪失、反應遲鈍和走路步伐變小等症狀開始。隨著中風次數的累積，患者的病況會如同階梯般，一階一階下降惡化。

從正向來看，如果保養得宜沒有再次中風，通常血管性失智症狀不太會隨著時間明顯惡化。

預防中風

血管性失智症的治療，跟大多失智症一樣，只能改善部分症狀（如失眠、幻覺、情緒），以及避免惡化，儘管坊間許多說法，但目前仍沒有公認可以根治或逆轉失智的療法。

所以最好的方法就是「預防勝於治療」，而預防部分就是要預防中風或腦出血，所以容易導致中風的危險因子都要盡量避免或控制，像是三高（高血壓、高血糖、高血脂）、心臟病、抽菸或喝酒等。

而如果不幸中風，最好能早期發現，早期處理，速度越快越好，因此有個中風四警訊就是用「快」的英文「FAST」當作字首口訣。

中風「FAST」四警訊

1. 「F」就是代表「FACE（臉）」：請患者微笑或是觀察患者面部表情，兩邊臉是否對稱。

2. 「A」就是代表「ARM（手）」：請患者將雙手抬高平舉，觀察其中一隻手是否會無力而下垂。

3. 「S」就是代表「SPEECH（語言）」：請患者讀一句話，觀察是否清晰且完整；

4. 「T」就是「TIME（時間）」：記錄發作時間立刻送大醫院急診，爭取急性中風搶救黃金 3 小時。

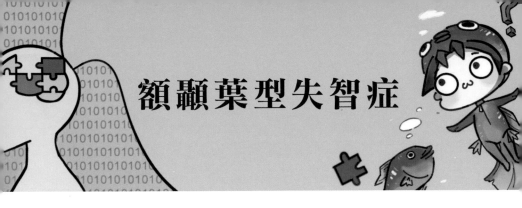

額顳葉型失智症

前言

額顳葉型失智症（Frontotemporal degeneration，簡稱 FTD）是腦部額葉（Frontal lobe）與顳葉（Temporal lobe）的退化性腦部疾病，是早發性失智症中常見的失智症之一（另外一種常見的是自體顯性阿茲海默症），發病年齡通常比阿茲海默症早，大多在 50-65 歲左右。

症狀不同之處

額顳葉型失智症與阿茲海默症不同，早期症狀較少記憶力明顯變差，因此較難診斷。額顳葉型失智症常見的症狀包括行為異常、執行能力下降、語言障礙，變得冷漠、自私和沒有同理心等，而患者本身往往沒有病識感。

額顳葉型失智症是會影響人的語言能力、判斷

力、溝通能力以及日常生活能力。主要症狀包括早期人格變化、不合常理的行為（例如該安靜時卻一直講話）、語言表達不流暢，或者一直重複某些動作：例如來回走到某個地點、重複讀同一本書、不停開關抽屜等，且早期較難被周遭的人發現。

特性為早期即出現人格變化和行為控制力的喪失，常常會有不合常理的行為舉動；或是早期就出現語言障礙，例如表達困難、命名困難等漸進性退化現象。

診斷不容易

由於大腦的額葉負責掌管思考、行為、智力和個性。如果失智退化的問題先在大腦額葉出現，早期症狀可能會以個性改變為主要徵兆，患者變得被動、行為判斷出問題，因此對社會規範所不允許的事物也視若無睹，例如超市裡的東西拿了就吃；可能口無遮攔、重複同一行為、固執而沒有彈性等。

若退化問題出在大腦顳葉，則早期症狀多與語

言表達有關，例如比較複雜的話語，已經無法表達或聽不懂，常說不出生活周遭物品的名稱或是人名，額顳葉型失智症的日常生活功能通常可以保持良好，直到疾病晚期之後，有時日常生活功能看起來漸漸變差，主要是受到語言能力受損的影響。

言語退化分為，表達能力逐漸變差的「非流利性漸進性失語症」，以及患者漸漸無法使用、理解、想不起語詞的「語意型失語症」。

除了上述這些症狀之外，額顳葉型失智症患者的其他行為能力並未明顯變差，照樣可開車、打扮、工作等，外表看來雖與常人無異，但判斷力實際上可能有很大的問題，因此要格外小心。

生活上的安全照顧，患者可能穿著不適當的衣服、在廚房未關爐火而離開爐子、在外遊蕩或是迷路、出現攻擊行為或表現出其他危險行為。

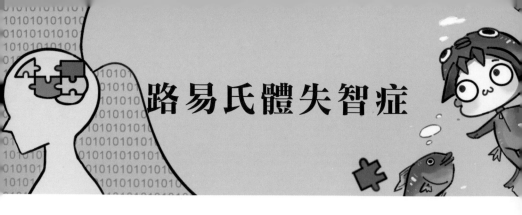

路易氏體失智症

病因

　　路易氏體失智症（Dementia with Lewy bodies）是退化性失智症中盛行率第二常見的失智症，僅次於阿茲海默症，該失智症除了有認知功能障礙外，比較特別是在病程早期會有運動的表現異常，像是身體僵硬、手抖、走路不穩，以及反覆跌倒的現象。路易氏體失智症多發生於老年期。病人在疾病早期常有憂鬱、妄想等症狀，之後漸漸開始出現認知障礙，像是注意力不集中、容易分心、方向感不佳與面孔辨認困難等問題。

　　目前還無法確定路易氏體失智症的確切原因，不過和神經中 α- 突觸核蛋白異常團塊的廣泛沉積有關，這種沉積稱為路易氏體或路易氏突起（Lewy neurites）。

盛行率

　　路易氏體失智症的盛行率約佔了失智症的
10%，平均好發年齡為 70 歲以後，但由於路易氏
體失智症有較高比例的患者會有精神病症狀（幻
覺）、行為問題、容易跌倒及嗆到，所以在生活
的照護上更困難，同時功能障礙也惡化得更快，
比起阿茲海默症，路易氏體失智症更需要接受機
構化的照顧。

症狀

　　路易氏體失智症在病程早期可能就會出現身體
僵硬、手抖、走路不穩及常跌倒等症狀。

　　此外，還有較為明顯的精神病症狀，例如：明
顯的幻視或幻聽、情緒不穩或被害疑心妄想等。
而症狀通常會有較明顯的起伏時好時壞。當病人
處於病情較差的時候，可能會出現混亂行為、嗜
睡或是行動困難。

　　在認知能力的表現上，路易氏體失智症病人在
病程早期的記憶喪失的程度不像阿茲海默症這麼
嚴重，但在空間辨識力、反應動作和步伐的退化

情形都比阿茲海默症還嚴重。

主要症狀

- 認知功能減退：認知功能時好時壞，並伴隨明顯的注意力變化。
- 反覆地出現栩栩如生的視幻覺：可以確切且詳細地描述視幻覺的內容。
- 類帕金森氏症的動作特徵：例如動作緩慢、肢體僵直、顫抖、步履不穩等。

其他症狀

- 反覆跌倒。
- 短暫知覺喪失。
- 自律神經異常：例如反覆便祕或腹瀉、排尿不順、盜汗或心悸等。
- 視幻覺以外的幻覺：聽幻覺或觸幻覺等。
- 視覺空間辨識能力變差。
- 睡眠快速動眼期（REM）問題：在睡夢中可能會大聲說夢話、喊叫或甚至揮動肢體。
- 對抗精神病藥物過度敏感：30–50％ 的路

易氏體失智症患者，服用低劑量的抗精神病藥物時，就會有較嚴重的副作用，像是行動僵硬、自律神經失調或是反應變差。

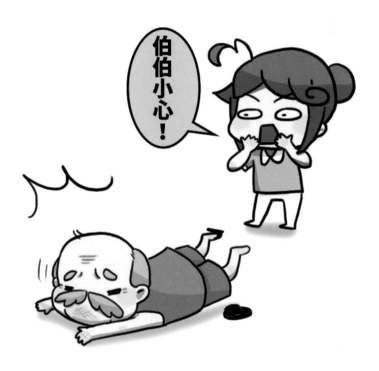

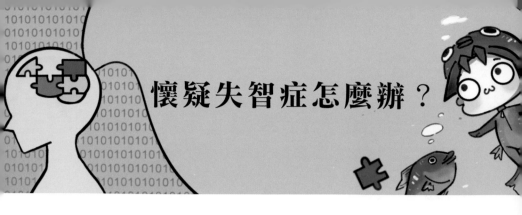

懷疑失智症怎麼辦？

　　許多人當發現自己記性變差的時候，都會很直覺的擔心自己是不是有失智症的徵兆，但其實大部分人都不是真的罹患失智症，往往是因為睡眠不足、心理壓力、心有旁騖、事情太忙或是酒精藥物等外力造成的記憶力變差。但如果真的擔心，建議可以找醫師來評估看看，如果不方便找醫生，也可以做自我檢測量表參考。

<u>自我檢測量表</u>

　　臨床上大多數的失智患者多半無法自我察覺，大部分是經由身邊親友察覺有異才進而發現的，通常到那時候已經是失智中期之後，預防及治療效果已經大打折扣，相當可惜。

　　因此可以利用各種自我檢測量表，定期自我評估檢測，並學習了解失智症的早期症狀，即可讓更多病患在極早期就獲得預防、治療與幫助。

自我檢測量表在後面會有章節詳述，其中
AD-8 量表可廣泛用於民眾自我評估、專業人員親
自詢問或電話中作答三種方式。檢測方式由家屬
依照患者過去與現在是否有改變來作答。

尋求醫師診療

失智症的病因、症狀及治療相當複雜，橫跨許
多醫學專科，一般來說可以考慮看的醫師包括「神
經內科」、「精神科 (身心科)」和老年特別門診。

診所可以進行諮詢、評估和藥物治療，但如果
要進一步檢查腦部，像是 CT 斷層掃描或是 MRI
磁振造影，那就需要到大醫院看診進一步用儀器
協助檢查。

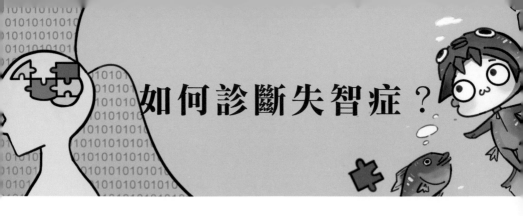

如何診斷失智症？

　　老年失智症的診斷是以臨床表現和詢問病史為主，目前台灣常用的老年失智症診斷準則有二種：

1. 美國精神科協會發展的精神疾病診斷準則手冊第四版（DSM-IV-TR），以及後來更新的第五版精神疾病診斷準則手冊（DSM-5）中所訂的失智症診斷準則。

2. 國際疾病分類第十版（ICD-10）所訂的失智症診斷準則。

　　早期失智症診斷的共同特色都是要有記憶力及另外一種以上的認知功能缺損，而這缺損會逐步惡化造成病人的日常生活功能障礙，同時病人的意識是清醒的，並無意識混亂的情形。

　　然而 2013 年美國精神醫學會的 DSM-5 失智症診斷準則大幅放寬失智症的診斷標準，其中最重要的概念是「放棄以記憶力作為失智症的主

要認知功能缺損」，前者將「人格精神行為改變」放入擴大的五項認知或行為領域中，但仍維持至少需兩項認知領域缺損才可診斷失智症，後者則更放寬失智症診斷，並將其概念往預防失智症及失智症臨床前期推演，並因去標籤化及汙名化作用而將失智症更名為「認知障礙症（Major neurocognitive disorder）」，其診斷準則的認知範疇擴大為六大領域，只要有一項認知範疇出問題即可診斷為「認知障礙症」，包含：

1. 失憶。
2. 失認。
3. 失語。
4. 失用。
5. 執行功能。
6. 學習力、注意力、知覺動作整合能力、社交能力。

精神疾病診斷準則手冊第四版（DSM-IV-TR）的失智症診斷標準

A. 發展出多重認知缺損，同時表現以下兩項：

　1. 記憶受損（學習新訊息或記起過去已學會資訊能力受損 ）

　2. 存在下列認知障礙之一種 （ 或一種以上 ）

　　⑴ 失語症（ Aphasia ）。

　　⑵ 失用症（ Apraxia ） ，即運動功能良好，仍有執行運動活動之能力缺損。

　　⑶ 失認症（ Agnosia ） ，即感官功能良好，仍有認識或分辨物體之能力缺損。

　　⑷ 執行功能障礙，即計畫、組織、排序、抽象思考之障礙。

B. 準則 A1 記憶受損及 A2 的認知障礙造成社會或職業功能的顯著損害，並彰顯了由原先功能水準的顯著下降。

C. 認知缺損症狀並非只出現於譫妄病程中。

【補充】：譫妄是因為生理因素導致的大腦混亂狀況，包含意識不清、混亂言行、幻覺妄想。

精神疾病診斷準則手冊第五版（DSM-5）的認知障礙症診斷標準

A. 一項或多項認知範疇，包括複雜注意力、執行功能、學習和記憶、語言、知覺動作或社交認知等能力顯著降低，根據：

   1. 瞭解病情的資訊提供者或是臨床專業人員知道個案有認知功能顯著降低。

   2. 標準化神經認知測驗或另一量化的臨床評估顯示認知功能顯著減損。

B. 認知缺損干擾日常活動（例如付帳單或吃藥）。

C. 認知缺損症狀並非只出現於譫妄病程中。

D. 認知缺損無法以另一精神疾病作更好的解釋（例如重鬱症或思覺失調症）。

國際疾病分類第十版（ICD-10）的失智症診斷標準

G1. 有以下每一項的證據：

1. 記憶力下降 ：雖然嚴重的個案對回想先前所學到的資訊也受影響，但最主要證據是以新資訊的學習能力喪失為主。這部分缺損在語言及非語言資訊都有。記憶力下降應該從資訊提供者可信的病史中確認，如果可能的話，由神經心理測驗或是量化的認知評估中補充。由以下標準評估：

   · 【輕度缺損】：記憶力喪失雖然不嚴重到足以困擾到獨立生活，但足以干擾到每天的生活。例如忘記錢放哪裡、社交需要安排或忘記家人剛交代的事情。

   · 【中度缺損】：記憶力喪失代表有獨立生活的嚴重障礙。只有非常熟悉的技能或資訊被保留。新資訊僅很短暫的或偶爾被保留下來。個案無法回想當地地理位置、最近做過的事或熟悉人的姓名。

   · 【重度缺損】：記憶力喪失的特徵是完全無

法保留新資訊。僅有片段的先前所學的被保留。個案無法認識親近的親戚。

2. 其他認知能力如判斷力及思考力下降：

- 【輕度缺損】：認知功能下降造成日常生活表現缺損，但沒嚴重到需要依賴他人。複雜的日常事務或休閒活動無法進行。

- 【中度缺損】：認知能力下降，沒人協助下無法日常生活，包括購買及處理金錢。在家中，只有簡單家庭雜務可執行。

- 【重度缺損】：認知能力嚴重下降，連想法或是說話都無法完整清楚的表現。

G2. 認知缺損症狀並非只出現於譫妄病程中。

G3 . 情緒控制或社交能力變差，至少以下一項：

1. 情緒容易變化（Emotional lability）。

2. 易怒（Irritability）。

3. 淡漠（Apathy）。

4. 社交行為不細膩（Coarsening of social behavior）。

G4 . 為了確認臨床診斷，G1 準則的症狀應至少持續六個月；如果持續時間少於六個月，只能算是暫時懷疑可能的。

國際疾病分類第十版（ICD-10）的失智症診斷種類準則

阿茲海默症（F00）

1. 符合上述失智症準則 G1-G4。

2. 由病史上、身體檢查或其他檢測無證據顯示任何其他原因失智症的疾病（如中風、愛滋病、帕金森症）、全身系統性疾病（甲狀腺功能低下、B12 或葉酸缺乏）、酗酒或毒品等。

血管性失智症（F01）

1. 符合上述失智症準則 G1-G4。

2. 高級認知功能缺損不一致受影響，有的有受影響，有的沒受影響。因此，記憶力可能明顯受影響，而思考、推理及資訊處理僅輕微下降。

3. 有局部腦傷證據，至少有下列一種症狀：

    （1）一側肢體僵硬或無力。

    （2）一側肌腱反射增強。

    （3）腳掌曲張反應。

（4）假性延髓癱瘓。

4. 由病史上、身體檢查或其他檢測有證據顯示腦血管疾病，此腦血管疾病合理的判斷在病因上跟失智症的病因相關（即中風：腦梗塞或腦出血證據）。

其他原因造成的失智症（F02）

1. 符合上述失智症準則 G1-G4。

2. 有病因造成非阿茲海默症或腦血管疾病的失智症。

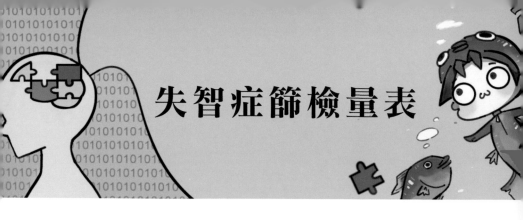

失智症篩檢量表

目前世界上較常用來評估失智症的失智症量表有「AD-8」、「MMSE」和「CDR」。

簡稱	英文全名	中文全名
AD-8	Ascertain Dementia-8	極早期失智症篩檢量表
MMSE	Mini-Mental State Examination	簡短智能測驗
CDR	Clinical Dementia Rating	臨床失智評估量表

AD-8 量表較為簡單,是目前臨床上唯一可以提供一般民眾自我填寫篩檢極早期失智症的量表。

MMSE 與 CDR 量表是給臨床研究和醫療人員用於評估患者認知功能與追蹤失智嚴重度的工具。

但要提醒大家的是,量表主要只是用來提供篩檢和參考,並不是用來確切診斷的工具,因此如果檢測異常也不代表一定是確診失智症,只是風險和機率較高,建議尋求專科醫師協助評估診療。

反之如果檢測量表在邊緣或是正常也不能掉以輕心，平常就要開始預防和保養，才能將風險降到最低。

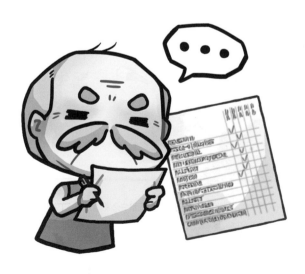

AD-8 極早期失智症篩檢量表

　　AD-8 量表是極早期失智症篩檢量表，其中最主要包含阿茲海默症、血管性失智症等較常見的疾病症狀，此量表用於民眾自我評估、專業人員現場詢問或電話中作答皆可。

　　為了方便民眾在家或網路上也能簡單檢測，我拜託了台大陳俍昌醫師協助做了線上檢測量表，讀者除了紙本檢測量表外，輸入下方網址或是用手機掃描 QR 碼都可以方便檢測。

AD-8 量表線上檢測網址：

https://www.laya.url.tw/dementia/AD8.html

感謝陳俍昌醫師熱心協助架設線上問卷網頁

手機掃描 QR 碼：

極早期失智症篩檢量表 （AD-8）題目		近幾年來以下這些是否有改變？ 若有改變得 1 分 若無改變或不知道得 0 分	分數
1	判斷力變差：例如落入圈套或騙局、財務上不好的決定、買了對受禮者不合宜的禮物	判斷力變差，如：容易被詐騙、明顯錯誤的投資、或過生日卻送「鐘」給對方等。	
2	活動和嗜好的興趣降低	不愛出門，對之前喜歡的活動興趣缺缺，但需排除環境因素，如：不去之前常去活動中心唱歌，必須排除是環境設備壞掉導致。	
3	重複相同問題或描述	較多重複問同樣的問題，或重複述說相同的事件等。	
4	使用之前會的工具或設備有困難，如：電視、冷氣、洗衣機、微波爐	對於器具的使用能力降低，如：時常打錯電話或電話撥不出去，不會使用遙控器開電視等等。需過去患者會使用，但現在卻不會。	
5	忘記日期的月和年	現在無法說出當下正確的年月或說錯自己的年齡。	
6	處理複雜財務上有困難，如收支平衡或繳費	處理較複雜的財物活動有困難，如：過去皆負責所得稅的申報、水電費繳款、信用卡帳單等，現在卻常發生沒繳費或繳錯錢等情形。	
7	記不住約定的時間	常忘記與他人約定的時間。	
8	持續有思考和記憶問題	持續出現思考或記憶的問題，例如每天都有發生上述之狀況。	
得分＜2分　保健預防定期篩檢 得分 ≧2分　需進一步就醫診療是否失智症		分數總和：	

MMSE 簡短智能測驗

　　MMSE 是簡短智能測驗（Mini-Mental State Examination）的縮寫，是 1975 年由學者 Folstein, M. F. 和 Folstein, S. E. 等人共同編制，是目前臨床上常用的認知功能評估工具，MMSE 共有 11 個評估項目，所涵蓋的領域可分成定向感、語言、注意力及記憶等部分，施測通常為 10 分鐘左右，測驗滿分是 30 分，得分越高表示能力越好，失智風險越低。

　　MMSE 在 1975 年剛提出時，前提是病人接受此檢查時，至少須有八年以上的教育程度。分數切點臨界點為 23 分：

- 18-23 分屬於輕度認知受損。
- 0-17 分則是重度認知受損。

　　而到了 1989 年，學者 Margaret G. O'Connor 博士則以另一個判讀臨界點為：

- 25-30 分：正常。
- 21-24 分：輕度認知受損。
- 14-20 分：中度認知受損。
- ＜ 13 分：重度認知受損。

然而隨著時代推演和醫學進步，MMSE 的判斷臨界值不斷更新，並跟受測者的所受教育程度和年齡有關，因此不斷有更新的計算公式推出，仍須與臨床醫師討論評估。

　　而依據台灣目前的健保規定，MMSE 檢測分數需落在 10-26 分，才能用健保給付的失智症藥物，太高和太低都不能用健保。太高代表功能仍良好不一定是失智，太低代表失智症狀已經太嚴重服藥時機已太晚或是效果已不顯著。

MMSE 簡短智能測驗(Mini-Mental State Examination)			
項目	滿分	得分	題目(答對一個問題得 1 分)
定向感(10)	5	( )	【時間】：年？月？日？星期幾？季節？
	5	( )	【地方】：縣市？區？街？幾號？樓層？若在住院可問醫院？科別？幾樓？病房？床號？
注意力及計算能力(8)	3	( )	【登錄】：說出三個東西(如：紅色、快樂、腳踏車)，一秒中說一項，要求馬上覆誦這三個東西，一個得一分，並告知等一下會再問他這三個東西。
	5	( )	【減七】：請個案把 100 持續減 7，自行連續減五次。(答案分別是 93、86、79、72、65。)
短期記憶(3)	3	( )	請個案說出剛剛所提的三個東西，說對一項給 1 分。
語言(5)	2	( )	【命名】：對筆及手機命名，問：「請問這是什麼？」
	1	( )	【複誦】：請個案跟著覆誦：「家和萬事興。」
	1	( )	【理解】：給個案看一張紙上有大字印著「閉上眼睛」，請個案念出來，然後照做。
	1	( )	【書寫】：請個案用紙筆自己寫出一句話。
口語理解及行為能力（3）	3	( )	對個案說：「請用你的右手拿紙，並把紙對摺，然後再交還給我。」一次說完這三個步驟，再請個案一次執行，完成一個步驟得一分。
建構力（1）	1	( )	【描繪】：請個案將下列圖形描繪到一張白紙上。
總分	30		

CDR　臨床失智評估量表

　　臨床失智評估量表（Clinical Dementia Rating，簡稱 CDR），是屬於半結構式的失智症評估問卷，藉由家屬與病人的互動判定失智症病人的認知退化程度，優點是針對日常生活、認知功能等面向評估，但可能因為家屬的不同主觀判斷，進而影響評估結果。

　　CDR 分數的判讀較為複雜，臨床上由專業醫師負責評估和鑑定。

臨床失智評估量表（CDR）

	1. 記憶力★（主要分數）	2. 定向力 人、時、地	3. 判斷力和解決問題能力	4. 公眾事務	5. 居家嗜好	6. 個人照護
【健康】得分 0 分	・記憶良好 ・鮮少遺忘	・人、時、地正常	・日常問題和財務都能處理很好	・能自己完成工作、購物、財務和社區活動	・家庭生活及興趣維持良好	・能自我照護
【疑似】得分 0.5 分	・輕微遺忘	・人、時、地皆正常	・對稍微複雜有困難，其餘正常	・對公眾事務有輕度障礙	・對家庭生活及興趣有障礙	
【輕度】得分 1 分	・常常遺忘 ・影響生活	・對時異常 ・人、地正常 ・有時會迷路	・分析差異性稍有困難	・通常無法獨立完成公眾事務	・較困難家事已 ・放棄興趣	・需要時常提醒
【中度】得分 2 分	・只記得熟的事物 ・無法記得新事物	・時和地常有問題	・分析差異性有嚴重障礙 ・判斷力已受損	・無法獨立完成家務以外的事，但外表正常	・只會簡單家事 ・興趣很難維持	・在穿衣、衛生及情緒需要協助
【重度】得分 3 分	・只有零碎記憶	・只有對人的定向力正常	・無法做出正確判斷或解決問題	・無法從事家庭以外的事，外表病態	・整天坐在自己房間	・常會失禁，需要專人協助
【深度】CDR=4 分	・說話顛三倒四，語無倫次，無法遵照簡單指示 ・僅偶爾認得家人，對話語無反應 ・吃飯只會用手，不會用餐具，且須人幫忙 ・大小便時間無法行動，在扶助下可走幾步，甚少外出					
【末期】CDR=5 分	・無法理解語言，對話語無反應 ・無法辨認家人，配偶或照顧者 ・需人協助餵食或使用鼻胃管 ・總是大小便失禁 ・無法坐或站，長期臥床，肢體攣縮					

如何預防失智症？

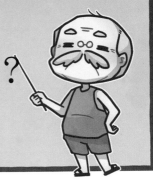

預防勝於治療

　　所有疾病的治療，最好的治療方式都是「預防勝於治療」。雖然許多疾病人類已經可以藉由醫學藥物治癒，但截至目前為止，全世界並無任何藥物或方法可以逆轉失智症的病程，儘管許多國際生技大廠屢屢嘗試研發新藥，但目前仍未有一個真正經過醫學臨床人體實驗確認有效可以根治失智症的藥物。目前的治療方法，僅能改善部分症狀及盡可能延緩惡化。

　　因此，等得到了失智症後再來治療，可能僅能減緩腦部退化，甚至有時候已經太遲無法改善了。所以再次強調，「治療失智症最好的方式，就是維持身心健康，降低得到失智症的風險。」

　　預防失智症的祕訣，主要在於風險因子的管理和健康因子的促進。2020 年，阿茲海默症協會國際會議（AAIC）上，世界頂尖醫學期刊《刺胳針

（Lancet)》委員會，發表了最新的失智症預防措施，提出要避免 12 個危險因子，可預防或延緩 40% 失智症：

1. 缺乏運動能力或不良於行。
2. 高血壓。
3. 肥胖症。
4. 糖尿病。
5. 聽力下降。
6. 腦外傷。
7. 過量飲酒。
8. 吸菸。
9. 憂鬱症。
10. 缺乏社交。
11. 教育程度低。
12. 空氣汙染。

由於內容龐雜，我將之整理成一個簡單口訣「四趨吉、五避凶」，方便大家好記。一個好的預防失智症方法，不僅可以降低失智風險，也可以延緩老年退化速度。

四趨吉

1. 睡飽。
2. 多動腦、多遊戲。
3. 多運動。
4. 健康飲食。

五避凶

1. 避免三高(高血壓、高血脂、高血糖)及中風。
2. 避免肥胖。
3. 避免跌倒及頭部受傷。
4. 避免抽菸喝酒。
5. 避免憂鬱。

早期診療改善越大

　　目前失智症造成的腦細胞凋亡，尚無可以逆轉或根治的方法，我們能做最好的方式就是「預防」和「早期診療延緩退化」，避免未來腦細胞有更多的損傷和失能。

腦細胞可以鍛鍊

雖然目前醫學「腦死不能復生」，但是腦細胞有許多「突觸 (Synapse)」可以連結腦細胞間的傳導，而突觸可以經由腦部訓練和保養是可以增加的，換句話說，腦細胞是可以經由「鍛鍊」來提高細胞的傳導功能。舉個誇張點的說法，假設腦細胞因為失智症死掉 50%，但經由訓練後腦細胞功能變強，1 個腦細胞可以當 1.5 個腦細胞用，整體可能可以回覆到原來 75% 的功能。因此「平日多動腦」或「保持學習新知」是鍛鍊腦細胞的好方法。

部分症狀可以改善

雖然因腦細胞凋亡失去的記憶不一定能恢復，但是失智症常見相關症狀，像是幻覺、妄想、失眠、憂鬱、日夜顛倒或暴力行為等，是可以藉由適當的藥物協助改善的。

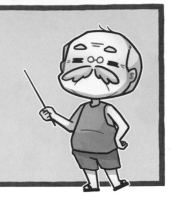

四趨吉

1. 睡飽

　　睡眠是目前醫學中最獲得醫學實證支持跟失智症有關的生活因素，所以放在最前面講述。

　　老年人如果失眠，隔天可能會出現精神不濟、反應變慢、記性變差等狀況，跟失智部分症狀雷同，若睡眠改善後通常能改善部分症狀。另外目前世界研究也指出，長期的失眠更是導致失智症的最主要危險原因之一。

　　過去民間常有一令人害怕的說法「吃安眠藥會失智」，醫學上的研究有各種說法，後來美國華盛頓大學的重要研究發現，其實造成失智風險增加的並不是安眠藥，應該是「失眠」，而失眠的人常會吃安眠藥，所以看起來安眠藥跟失智有關的原因在這裡。

　　根據 2019 年 1 月 24 日發表於世界最頂尖的

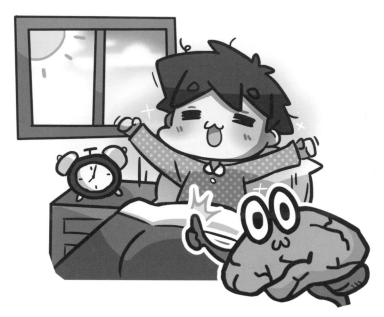

科學論文期刊之一《科學（Science）》的研究指出，睡眠不足將導致大腦中與阿茲海默症相關的「Tau 蛋白」與「β 類澱粉蛋白（β-amyloid）」顯著上升，這二種病態蛋白會在我們的大腦中造成腦神經細胞死亡，進而導致失智症，因此證實睡眠不足會增加失智症的風險。這項重要的研究結果由美國華盛頓大學（University of Washington）的神經學教授大衛·霍茲曼（David Holtzman）所發現。

起初在 2017 年時，霍茲曼教授發現失眠會增加腦脊髓液中 β 類澱粉蛋白的含量，而就算你的

睡眠時間足夠，但是深層睡眠被打擾，睡眠品質不佳，也會導致 β 類澱粉蛋白的含量增加。

霍茲曼教授陸續發現大腦會透過睡眠將腦中多餘的蛋白質、廢物和有害物質清除。因此當睡眠週期被打亂無法清除時，有毒物質就會累積在腦部進而傷害大腦。睡眠是大腦清除廢物的關鍵時間。

在這次實驗中，他們測試了 8 名成年人的腦脊髓液樣本，在「正常睡眠」與「36 小時睡眠剝奪」的兩組比較中，遭受睡眠剝奪的受試者，其 tau 蛋白含量比起正常睡眠組增加了高達 51.5%，β 類澱粉蛋白也上升許多，這研究證明了失眠是導致失智症的極重要風險因子。另外這些受測者睡眠被剝奪是 36 小時，也就是只要一個晚上熬夜不睡，到隔天再上一整個白天的班，腦中的失智致病蛋白就明顯增加，而非需要長達數天或數週時間才會造成傷害。

另外這研究也間接告訴我們，不要認為失智是年紀大才會得到的疾病，其實在年輕時，我們的大腦就有可能默默承受傷害及有害物質的影響而

凋亡，積年累月之後才終於在年長時腦神經細胞「死太多」或「不夠用」，才終於出現失智症狀。因此預防失智症應該是年輕時候就要開始做起。

2021 年，世界頂尖科學論文期刊《自然（Nature）》的子期刊《自然通訊（Nature Communications）》發表了一篇長達 25 年的前瞻性研究報告。倫敦大學學院（University College London）的塞文琳·薩比亞（Séverine Sabia）教授和他的團隊召集了 7959 名 50 歲以上的英國成年人，追蹤睡眠長達 25 年。研究結果發現，相較於每天睡滿 7 小時的人，若受試者每天睡不到 6 小時，後續罹患失智症的風險將提升 30％。但睡眠 8 小時以上和失智症風險間沒有顯著關聯，換句話說睡越久似乎並沒有減少失智風險。此研究結果，建議民眾每天盡量睡眠 7 小時可能可以降低失智風險。

先前美國波士頓大學一項研究指出，當人進入深度睡眠期，腦部的血液流動會變慢變少，能增加腦脊髓液的流動量和空間，藉此帶走腦內的有害物質，包括導致失智症的 β 類澱粉蛋白。腦脊

髓液是位於腦內顱骨與蛛網膜下腔的體液，除了保護大腦和脊髓、提供神經養分，也有清除大腦代謝有害物質的功能，但隨著年歲增長，腦脊髓液流動和代謝效率會慢慢變差。

2020 年，《阿茲海默症與失智症（Alzheimer's & Dementia）》期刊上刊登了一篇研究，是由中國復旦大學附屬華山醫院神經內科的鬱金泰教授，與青島大學青島市立醫院神經內科譚蘭教授團隊合作，歷時三年，進行了近千人的世代研究發現，睡眠時間少於 4 小時或超過 10 小時的人，類澱粉蛋白沉積較多，晚上 10 點睡覺，且睡 6-7 小時的人，類澱粉蛋白沉積量最低，以及有睡眠障礙的人，未來有 1.68 倍的機會更容易產生認知功能退化或阿茲海默症。

由以上各國長年研究都紛紛一致指向「失眠」是失智症的最重要危險因子之一，因此維持良好的睡眠是很重要的。

2. 多動腦多遊戲

　　保持好奇心、時常學習接觸新事物、偶爾參加課程進修、學習新知、閱讀書報雜誌、寫作、猜謎、打牌、打麻將、繪畫、園藝、烹飪、編織、規劃旅遊等，都可以促進腦部運作及發展，對預防失智症有一定效果。

桌遊

　　桌上遊戲（Tabletop game），簡稱「桌遊」或「不插電遊戲」。桌遊起源是德國家庭聚會互動聯誼時常使用的社交媒介遊戲，桌遊顧名思義，是不需要插電或連接網路就能在桌上進行的遊戲，以前大家常玩的撲克卡牌遊戲或是棋類遊戲都廣泛算桌遊的一種，不過這些年來桌遊越來越專業精緻化，狹義的桌遊目前常指的是有主題性、故事性或類型特色的桌上遊戲。

　　2013 年，法國波爾多大學公共衛生教授 Jean François Dartigues 發表了一個研究，研究從 1988 年開始實驗追蹤 20 年，於兩個法國行政區中隨機選出 3675 名 65 歲以上的長者進行認知、

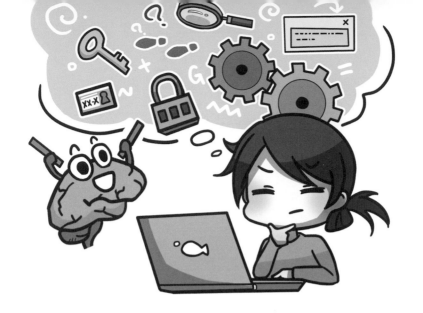

憂鬱和臨床失智狀態的長期追蹤測量，結果發現，相較於「不玩桌遊組」，每週至少玩一次桌遊的「玩桌遊組」，20 年後認知測驗表現較佳、罹患憂鬱症機率較低，罹患失智症的風險也降低了15%。

另有美國研究追蹤 469 位平均 75 歲的健康老人，五年後有 124 位被診斷罹患失智症。經研究分析發現，這些老人每增加一定頻率的腦力活動，失智症風險可降低約 7%，其中閱讀、桌遊、彈樂器和跳舞等活動與降低失智症風險顯著有關。

桌遊的三個核心元素是「動手、動口及動腦」，雖然手只占身體的一小部分，但在腦部掌管手指精細動作的區域是非常大一塊腦區，而動口和動

腦，則牽涉到語言區、記憶區、高階認知區的整合。因此兼具這三個核心元素的桌遊，都是對腦部很好的訓練。

麻將

麻將是華人常見的多人桌上娛樂遊戲，麻將需要高度的複雜注意力、執行功能、學習和記憶力，同時還要有中度以上的社交、知覺與動作、語言表達能力。

2006 年中國重慶的一篇研究，分析 5437 位 55 歲以上社區健康長者，結果發現打比較多麻將的，失智症風險較低。

2014 年香港的一篇研究，將 110 位長者分為麻將組、太極拳組和對照組共三組，結果發現麻將和太極拳都可以延緩認知衰退，其中麻將組對於數字的短期記憶、快速聯想的流暢度，效益更佳，還有舒緩憂鬱症狀的短期效果。

但是麻將要注意的是，久坐可能會造成血液循環不良會增加心血管疾病風險，以及如果涉及賭錢可能會有犯法或賠錢的問題。

下棋

　　像是圍棋、跳棋、象棋或西洋棋等，進行過程通常偏向安靜，比較缺乏動口這一塊，不過也無傷大雅，因為這些棋類本身就已經很難了。以圍棋為例，需要大量運用前饋認知去預測對方行為，還要運用後設認知去修正自己動作的結果，屬於高階認知活動，即便沒有動口，大腦也夠忙了。至於像疊疊樂這類結果比較隨機的遊戲，或是拼圖偏向視覺整合與耐性，在訓練腦部的元素上就會比較少一點。

3. 多運動

　　建議維持每週 2~3 次以上規律運動的習慣，如走路、爬山、游泳、騎自行車、健身房、柔軟體操、有氧運動、瑜珈、太極拳等都是不錯的選擇。

　　2004 年，一篇夏威夷州檀香山的亞洲老化研究（Honolulu-Asia Aging Study），由雅培（Abbott）博士等人，針對 3734 名年齡在 71-93 歲的日裔夏威夷男性，篩選扣除失智症患

者，剩餘 2257 人進行四年的追蹤調查。

　　四年期間，有 185 人罹患失智症。與運動相關部分，一天走路不到 400 公尺者，罹患阿茲海默症的危險度，是走路超過 400 公尺者的 2 倍以上。因此增加每天走路的距離，可抑制認知功能下降。

　　2011 年，愛利克·艾瑞克森（Erik Erikson）博士把 120 名年齡在 55 ～ 80 歲健康的人，隨機分成有氧運動組和伸展操組各 60 人，半年及一年後各做一次腦部磁振造影（MRI），檢查認知功能。

　　結果顯示做有氧運動的人，對記憶非常重要的海馬迴體積，一年間增加了約 2%。（阿茲海默症的患者腦部影像學檢查常會發現腦部海馬迴體積變小。）

　　有氧運動組的空間記憶檢查結果和海馬迴的體積變化率相比，兩者之間有著微弱但正向的關聯。基於這項實驗結果，艾瑞克森博士等人認為，有氧運動可能對記憶有幫助。

　　在日本國立長壽醫療研究中心，發展了一套將認知和身體訓練結合的「Cognicise」運動，可翻

譯為「體智活動」。體智活動玩法相當多元，例如參與者在過程中一起數數，搭配認知指令要求，執行相關的任務挑戰，例如：

- 數到 3 的倍數就拍手。
- 每做一個動作就做加 7 或減 7 的計算。
- 輪到自己時就說出一種動物或植物。

　　結果顯示每週一次 90 分鐘運動訓練，大約 40 週後可以看到注意力和訊息處理速度有顯著進步，高階功能如記憶力、執行功能、問題解決能力也有零星的顯著改善。

　　另外兩個人以上一起運動更好，因為通常有伴就會聊天，身體活動之餘，還多了社交互動的元素，比一個人運動更加分。

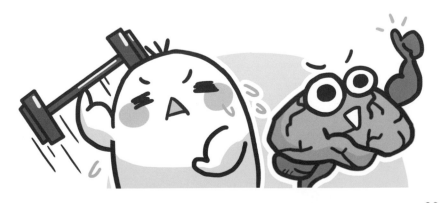

4. 健康飲食

　　關於飲食習慣是否能預防和改善失智症，迄今仍有眾多研究和專家學者有不同的看法。根據現有的醫學實證整體來看，還是支持證據較多，也就是維持飲食習慣還是有所幫助。

　　雖然少部分研究認為健康飲食對於退化性失智症（如阿茲海默症）不一定能有預防效果，但對於血管性失智症普遍來說都認為有一定程度的預防效果。這其實滿好理解，因為健康飲食可以避免產生三高（高血壓、高血脂、高血糖），進而改善血管健康，所以能預防血管性失智症是合理和可以預期的。

地中海飲食

　　目前跟失智症比較相關的飲食研究，是所謂的「地中海飲食（Mediterranean diet）」，包括：

- 多蔬果、多堅果、多豆類、多非精製穀類（糙米）、多魚類。烹煮多用「不飽和脂肪酸」含量高的植物油脂（如橄欖油、苦茶油、花生油、芝麻油、大豆油、葵花籽油、

芥花籽油、玉米油、葡萄籽油、胡麻油)。

- 少糖、少鹽、少油炸、少人工添加物、少
  酒、少精製穀類(麵包、蛋糕、餅乾)。烹
  煮少用「飽和性脂肪酸」含量高的油脂(如
  牛油、豬油、椰子油)。

國際上關於飲食和失智的研究

2014 年,有一篇刊登在國際期刊《阿茲海默
症(Journal of Alzheimer's Disease)》系統性
回顧和統合分析研究(Systematic review and
meta-analysis), 研究團隊從國際間地中海飲食
的 664 個科學研究報告中篩選出 5 個研究來做統
合分析,結論是認為地中海飲食可減少輕度認知

障礙和阿茲海默症的風險。

2015 年，一篇刊登在國際期刊《美國醫學會內科學期刊（JAMA Internal Medicine）》的隨機對照實驗（Randomized controlled trial，簡稱 RCT）的報告也指出，豐富蔬果和橄欖油或堅果為主的地中海飲食可能改善老年人認知功能。

研究團隊在西班牙巴塞隆納從一項大型地中海飲食計畫中募集志願人員，找來 447 位認知能力正常、有高心血管疾病風險的受試者，平均年齡 67 歲，男女約各半。分組如下：

- 155 位供給地中海飲食，並每週提供 1 公升初榨橄欖油。
- 147 人同樣供應地中海飲食，且附加每天 30 克杏仁、榛果和核桃的混合堅果。
- 145 人則只供應低脂肪飲食，作為對照組。

經過六年的實驗結果，科學家檢驗受測人的記憶力、整體認知力和大腦額葉功能，結果發現，地中海飲食搭配堅果組的記憶測試結果明顯比只供應低脂飲食的對照組好，地中海飲食加橄欖油

組在大腦額葉功能和整體認知上也優於對照組。此研究結果顯示，地中海飲食配合橄欖油或堅果可能可以改善認知退化。

　　然而在 2019 年，一篇刊登在國際期刊《美國醫學會（JAMA）》的長期前瞻性世代研究（Prospective cohort study）指出，中年時期飲食模式與之後發生失智的風險沒有顯著相關性，結果抱持著保留態度。

　　這研究從 1991-1993 年間，找了 8225 位平均年齡 50.2 歲未患失智症的民眾，在之後追蹤了平均 24.8 年，探查訪問了後來罹患失智症的 344 位案例並分析研究，結論指出未發現飲食與失智症之間的關係。

　　綜合以上各國際研究和醫學期刊，關於飲食習慣和失智的因果關係仍未完全定論，但維持好的飲食習慣整體來說是利遠大於弊。因此預防失智症，除了良好的睡眠之外，維持良好飲食習慣也是個重要的方法。

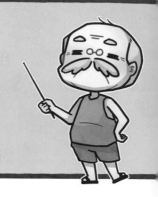

五避凶

1. 避免三高及中風

　　三高（高血壓、高血脂、高血糖）容易造成心血管疾病（中風、心臟病），而腦部中風後可能會罹患血管性失智症。

　　根據研究，中年人平均血壓收縮壓若大於160mmHg 且未治療者，失智症風險為血壓正常者的 5 倍以上，而控制高血壓在正常範圍可以降低失智症風險。

2. 避免肥胖

　　關於體重與失智症的關連，目前也有很多理論。根據台灣衛生福利部國民健康署的資料指出：

・ BMI ≧ 30：阿茲海默症發生的相對風險上

升 3 倍。

- 25 ≦ BMI ＜ 30：阿茲海默症發生的相對風險上升 2 倍。

- 18 ≦ BMI ＜ 25：較為健康安全。

- BMI ＜ 18：過瘦失智風險亦提高。

因此建議老年人不宜過胖或過瘦，維持健康體位最為健康。

然而在 2020 年，國際頂尖醫學期刊《刺胳針（Lancet)》的失智症預防報告，僅針對 BMI ≧ 30 的肥胖者說明會增加失智風險，BMI＜30 的統計學上沒達到醫學實證顯著意義。

【補充】:BMI 的計算公式 ＝ 體重（公斤）/ 身高^2（公尺^2）。例如一個 60 公斤的人，如果身高是 160 公分。他的 BMI= $60/1.6^2$= 23.44

3. 避免跌倒及頭部受傷

嚴重頭部受傷是失智症的重要危險因子之一，腦部曾經受到重創的人罹患失智症的風險是一般人的 4 倍以上。建議騎單車或機車時應戴安全帽、

開車時候繫安全帶、家裡浴室做好防滑措施，避免車禍或跌倒造成頭部創傷的機會。

4. 避免抽菸喝酒

　　酒精會抑制大腦皮質，並造成缺乏維他命B1，長期酗酒會加速腦細胞退化或凋亡，避免酗酒以免增加失智症風險。若過去有飲酒習慣，戒酒能夠防止腦部細胞繼續凋亡，避免持續惡化。

　　抽菸是失智症的危險因子，風險上升近 2 倍，而戒煙可降低風險。持續抽菸的人每年認知功能退化的速度較快。戒菸可尋求各醫療院所的戒菸門診協助。

5. 避免憂鬱

　　老年人憂鬱症的部分症狀跟失智相當相似，像是反應變鈍或記憶變差等，因此老年憂鬱也被稱為「假性失智」，容易被蒙蔽混淆診斷。倘若是罹患老年憂鬱症，適當服用藥物和調整生活後是可以大幅改善症狀，但藥物發揮完整療效通常需

要幾週到一個月的時間。

　　另外研究指出曾罹患憂鬱症者發生失智症的風險約為無憂鬱病史者的 2 倍。

預防危險因子和可逆因子

預防心血管疾病（避免血管性失智症）

- 控制血壓（血壓過高或過低都容易中風）。
- 注意保暖（避免天冷血管收縮造成心血管疾病）。
- 避免頭部傷害（跌倒、車禍、撞擊）。
- 注意是否有腦瘤、腦癌或是腦水腫。
- 避免三高（高血壓、高血糖和高血脂）。

若有腦出血、腦瘤、腦癌、腦水腫等腦部生理問題，會影響到大腦認知功能，也會造成意識、記憶或精神狀態異常，與失智症部分症狀類似。

通常如果迅速出現類失智症狀，或是症狀在短時間內迅速惡化，需要特別留意心血管疾病、譫妄或腦傷的可能性。

譫妄

老年人如果有身體問題，嚴重到一定程度，大腦的功能會出現混亂狀況，這時候可能會出現人事時地物搞混、答非所問、日夜顛倒甚至胡言亂

語的狀況，這時候要優先找出生理問題來源，通常是感染、電解質不平衡、營養缺乏或腦部相關問題。

甲狀腺功能低下

甲狀腺功能低下，是指人體沒有辦法自行產生足夠的甲狀腺素，會造成全身代謝速度變慢、記憶力變差、注意力不集中、體重增加、嗜睡、畏寒、便祕和反應變慢等症狀。

若發生在年長者身上，很容易被誤以為是失智。醫師可以藉由臨床症狀、抽血和超音波檢查來判斷是否有甲狀腺功能低下問題。甲狀腺功能低下的患者可以尋求醫師診療開立適量甲狀腺素改善症狀。

吃素與缺乏維他命 B12

維他命（也有人稱維生素）是指醫學發現人體無法自行合成或合成量不夠，必須仰賴飲食補充的營養。維他命分成脂溶性和水溶性兩種，脂溶性維他命有 A、D、E、K，水溶性維他命有 B、C 等。

其中維他命 B 群是體內新陳代謝的重要物質，B 群中有許多種不同的維他命 B，隨著醫學進步，發現很多種維他命 B 是被錯誤歸類或不符合定義的就被淘汰或合併，目前公認的維他命 B 群約有八種，包括維他命 B1、B2、B3、B5、B6、B7、B9 和 B12，其中維他命 B12 跟失智症有所關連，若嚴重缺乏可能會引起的部分症狀與失智症類似。

維他命 B12 通常要從動物性食物來源獲取，所以吃素的人容易缺乏。有維他命 B12 的食物包括：奶、蛋、海鮮、肉等。

維他命 B12 的功能

- 協助製作紅血球。
- 促進細胞和 DNA 新陳代謝。
- 修復穩定神經。

什麼樣的人容易缺乏維他命 B12

- 不吃蛋奶的素食者。
- 腸胃吸收有障礙的人。
- 長時間吃抑制胃酸的藥物。

- 因減重手術切除了部分腸胃的人。
- 酗酒。
- 年長者，腸胃吸收效率較差。

缺乏維他命 B12 的症狀

- 若造成貧血問題，可能會疲憊、頭重腳輕、容易頭暈、怕冷。
- 若造成精神和神經問題，可能會手腳麻木、記憶力下降、易怒、注意力難以集中、焦慮、憂鬱、忘東忘西、疑神疑鬼等。

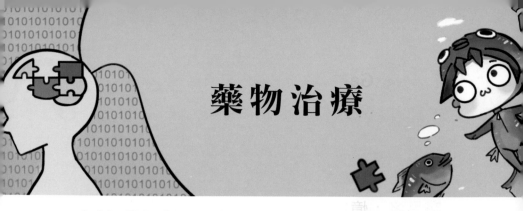

藥物治療

改善腦部認知功能藥物（醫學實證較強的部分）

　　這部分提及的藥物是目前全世界對於改善失智症腦部認知以及延緩退化效果較好的藥物，同時也是全世界科學家和醫療生技廠商研發的重要藥物之一。在台灣如果需要使用健保開立這類藥物，則需要通過專業醫師的臨床評估和一系列檢查，通過方能使用健保開立。

　　另外要知道的是，目前失智症仍屬於不可逆的腦部疾病，因此不要有服藥後能完全康復到原來狀態的錯誤期待，藥物功能為改善症狀和延緩腦部退化速度為主，因此失智症最重要的仍是「預防勝於治療」。

乙醯膽鹼代謝酶抑制劑（AchEI）

- 【學名：Donepezil】
  商品名：愛憶欣（Aricept）
  　　　　得憶（Arcdone）

- 【學名：Galantamine】

  商品名：利憶靈（Reminy）

- 【學名：Rivastigmine】

  商品名：憶思能（Exelon）：目前有膠囊、

  液體和貼片三種類型。

NMDA 受體拮抗劑

- 【學名：Memantine】

  商品名：憶必佳（Ebixa）

  　　　　拾憶（Exmem）

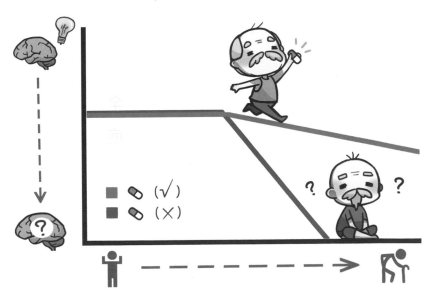

AchEI 藥物效果為延緩腦部認知退化速度，但無法逆轉認知。
但若是幻覺、妄想、情緒不穩定或失眠則可靠其他藥物改善許多。

改善腦部認知功能藥物（醫學實證較弱的部分）

　　這部分藥物通常效果是用來改善腦部血液循環或是新陳代謝的藥物，目前大部分醫學實證上認為有幫助，但是也有部分醫學實證指出效果強度仍有待進一步評估的藥物，通常效果不是相當明顯。

- 【學名：Piracetam】
  商品名：諾多必（Nootropil）
  　　　　腦寶（Noopol）
  　　　　欣坦（Syntam）
  　　　　敏思清（Nuxitam）

- 【學名：Dihydroergotoxine methanesulfonate】
  商品名：憶能健錠（Smartgen）

- 【學名：Nicergoline】
  商品名：適脈旺（Sermion）
  　　　　抑血凝（Acerine）

改善睡眠藥物

失智症患者如果失眠，因為患者多是年長者，肌肉較無力及平衡感較差，怕如果晚上醒來要上廁所時，可能會因為藥效未退導致步態不穩而跌倒，以及因為新陳代謝較慢，也要小心白天有嗜睡可能。

所以一般來說，通常會優先考慮效果較輕的鎮定劑或是代謝較快的短效型安眠藥，而藥物的劑量應越輕越好。

改善情緒藥物

失智症患者常會有情緒問題，像是焦慮、緊張或憂鬱等，因此適當利用藥物改善情緒，對於患者及家屬生活品質能有很大的幫助，此類藥物相當多，在此列舉一些，藥物是否適合或是否有副作用，還是要根據臨床狀況隨時與醫師討論。

- 【學名：Escitaloprám】
  商品名：立普能（Lexapro）
  　　　　離憂（Leeyo）
  　　　　易思坦（Escitalo）

- 【學名：Sertraline】
  商品名：樂復得（Zoloft）
  　　　　憂解（YOU-JET）
  　　　　釋憂（Serlin）
  　　　　憂必晴（Zapline）

- 【學名：Fluoxetine】
  商品名：百憂解（Prozac）
  　　　　禧濱（Fluoxetine）

- 【學名：Duloxetine】
  商品名：千憂解（Cymbalta）
  　　　　萬憂停（Duxetine）
  　　　　清憂定（Cymta）

- 【學名：Venlafaxine】
  商品名：速悅（Efexor）
  　　　　悅康（Easyfor）
  　　　　康緒平（Calmdown）

改善幻覺妄想藥物

- 【學名：Quetiapine】
  商品名：思樂康（Seroquel）
  　　　　康旭舒（Calm-EZ）
  　　　　東健（Epine ）

- 【學名：Risperidone】
  商品名：理思必妥（Risperdal）
  　　　　理思得（Apa-Risdol）

- 【學名： Sulpiride】
  商品名：舒必朗（Sunpylon）
  　　　　舒復寧（Sulpin）
  　　　　康緒神（Calm-up）

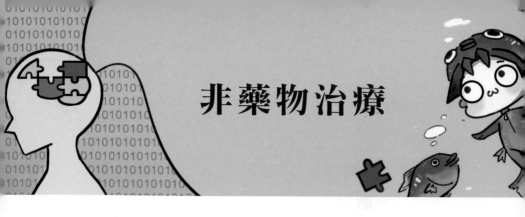

非藥物治療

　　雖然目前臨床上已有多種治療失智症的藥物，但目前仍無可以完全治癒或逆轉失智症的方法，最好的方法仍是「預防勝於治療」。而藥物治療有其效果與侷限，因此對失智症患者來說，非藥物治療也相當重要。

　　非藥物治療的主要治療目標大多是放在：

- 穩定維持病患目前功能
- 延緩病程進展
- 改善行為及精神症狀
- 促進認知功能
- 增進病人及家屬的生活品質

　　不同的非藥物治療方式的幫助也有所差異，以下介紹幾種較常見的非藥物治療方式。

照護技巧和知識

認知活動

　　失智症患者常因為認知障礙造成生活中諸多不便，適當的遊戲或活動能幫助長輩維持現有認知功能。舉凡下棋或拼圖都是不錯的選擇，若遊戲能跟日常生活結合，對於失智症患者的幫助會更大。例如玩具貨幣與蔬菜字卡，與長者玩購物遊戲，透過辨識物品與買賣過程的金額計算，幫助長輩動腦思考。

現實感知

　　失智長輩常會出現與現實脫節的感覺，這樣的疏離感更可能造成長輩對於生活失去動力，對此照顧者可以透過日常聊天或是帶長者出門走走變換環境，讓他們感受周遭現實環境，有助於改善現實感知。

家屬輪流照護

　　照護失智症患者是相當耗費心神的事情，如果照護責任僅交由一位特定家屬，長期下來容易身

心俱疲而累垮，因此應該需要其他支持系統或是多人輪流照顧來減輕照護壓力，此外也可以考慮尋求政府政策協助或聘請看護協助，來減輕照顧者的壓力與負擔。

申請長照喘息服務

目前政府有可以申請到府長照喘息服務，可於週一至週五機關上班時間，撥打「1966」長照專線詢問或申請，能申請的服務對象包括：

- 65 歲以上之失能老人。
- 55 歲以上之失能原住民。
- 50 歲以上之失智症患者。
- 失能之身心障礙者。
- 日常生活需協助的獨居或衰弱老人（如吃飯、沐浴、如廁或移位）。

而服務的內容通常包含以下兩項之一。

居家喘息服務

由機關提供照護員至家中暫代家庭照顧者的角色，提供生活基本照護，如：協助沐浴、如廁、

穿換衣服、進食、服藥或翻身拍背等，服務時間 1 日以 6 小時計，半日以 3 小時計。

機構住宿式喘息服務

安排被照顧者至長照住宿式機構接受短暫照顧或停留，由機構專業人員提供 24 小時之照顧，如：護理照護、協助沐浴、進食、服藥及復健活動等。

考慮養護機構安置

現代人生活和工作皆相當忙碌，長期照顧失智症患者對整個家庭來說都是一個負擔，如果實在無法照顧或家庭成員已身心俱疲，可以考慮將患者長期安置於養護機構照顧，家人也能暫時休息喘息。

我把目前台灣有的養護機構做了一個列表歡迎大家參考。另外網站「愛長照」上也有許多長照知識與資源，大家可以上去看看。

・愛長照官網：www.ilong-termcare.com/

手機掃描 QR 碼：

台灣常見養護機構

	收治對象	人員配置與功能
護理之家	• 慢性病等需長期護理的患者。 • 出院後需要護理的長者。	• 機構負責人必須為護理人員。 • 每 15 床至少應有 1 位護理人員。 • 24 小時均有值班護理人員。
精神護理之家	• 慢性穩定精神病患。 • 失智症長者。	• 機構負責人必須為護理人員。 • 每 15 床至少應有 1 位護理人員。 • 24 小時均有值班護理人員。
長照型老人長照中心	• 60 歲以上長者。 • 有慢性病且有長期醫療服務需求者。	• 每 15 床至少應有 1 位護理人員。 • 24 小時均有值班護理人員。
養護型老人長照中心	• 60 歲以上長者。 • 無法自主生活，但不需要專門看護的長者。 • 有意識但需要協助的長者。	• 每 20 位長者應配置 1 位護理人員。 • 24 小時均有值班護理人員。
安養機構（養老院）	• 自費入住之長者。 • 無重大疾病並可生活自理之長者。 • 有長照必要之獨居長者。	• 保留運動休閒、醫療保健和通輸功能，但無法進行醫療行為。 • 24 小時均有值班護理人員。
榮民之家(榮譽國民之家)	• 61 歲以上退除役官兵因體弱、作戰、因公傷殘或年邁失去工作能力者。 • 入住退除役官兵之配偶（年滿 50 歲）或父母（年滿 60 歲）可申請自費共同安置。	• 截至 2020 年 3 月為止，全台有16 間，共設有 8538 床。 • 24 小時均有值班護理人員。

本表感謝陳快樂司長和羅世倫社工師提供資訊協助。

收治條件	機構與補助
三管病患可收。(三管是指插有鼻胃管、尿管或氣切管的病患。)	<ul><li>屬護理機構：</li></ul> 1.醫院附設型。 2.獨立經營型。 <ul><li>可能有部分政府補助。</li></ul>
依各區域單位各有所不同。	<ul><li>屬護理機構：</li></ul> 1.醫院附設型。 2.獨立經營型。 <ul><li>有精神科重大傷病卡或身心障礙手冊有部分政府補助。</li></ul>
三管病患可收。	<ul><li>屬社福機構。</li><li>可能有部分政府補助。</li></ul>
無法收治三管病患。最多收治鼻胃管和尿管。	<ul><li>屬社福機構。</li><li>可能有部分政府補助。</li></ul>
可生活自理，沒有插管或無失智之長者。	<ul><li>屬社福機構。</li><li>無政府補助。</li></ul>
原機構僅限能自我照顧之榮民，後因空床較多，近年來有開放部分名額給 65 歲以上的安養、養護(二管病患)或是失智患者。	<ul><li>屬國軍退輔會機構。</li><li>若符合條件有政府補助。</li></ul>

懷舊治療

　　失智症患者容易受損的記憶是短期和近期記憶，對長期記憶的影響較不大，因此可以透過與失智症長輩回憶過往長期記憶，像是藉由照片或影片讓他們描述腦海中的記憶。這樣不只能幫助長輩的腦部活動，更能給予他們溫暖的陪伴與心情抒發，有種療法就是以此為核心衍生出來的，就是「懷舊治療（Reminiscence therapy）」。

　　懷舊治療也有人稱為「緬懷療法」或「回憶治療」，是失智症患者非藥物治療中較為人熟知的方法，主要進行方式是與他人在團體中討論自己過去生命中的活動、事件與經驗。這個名詞於西元 1950 年首次被提到，老年人可以藉由懷舊探索生命中事件的意義、回憶和評價他們的過去經驗得到滿足與自我肯定，評價過去的經驗與成就來看他們是否達到人生的主要目標，並藉此延續現在與未來。在懷舊媒材的應用上，選擇令人愉快的事物才能達到正面的效果。

　　藉由回想對自己具有特別有意義的人事時地物，引導長者說出過去的生活經驗或趣味，幫助

長者察覺自己所擁有的生活歷程和意義，可提升自尊心、自信心及減輕憂鬱情緒、平緩情緒，也可增進患者與他人的溝通相處來肯定自我價值以及自我存在的必要，改善生活品質、增加社會化及促進溝通技巧。可幫助長者找回已被遺忘的個人內在資源或長處，重建立自信心及自尊，並發展出正向的調適機轉，避免心理問題的發生或惡化。經由研究發現，經過 4-6 週的治療後，可改善智能、情緒及生活功能。

依據知名心理學家愛利克·艾瑞克森（Erik Erikson）在 1950 年出版的書籍《童年與社會（Childhood and Society）》中，提到人類發展中的最後一個階段是「自我統整」，如果長者肯定過去及現在的經歷，覺得有成就、有意義，就能達到人生統整，若無法自我統整，那麼就會容易陷入失望與絕望中。而懷舊療法則作為協助長者改善過去或現在失落的治療方法。

懷舊治療的方式，是先選擇長者有興趣的主題，可以由討論或投票表決，常見的包括居住地特色、過去婚姻、農村生活或是以前工作等，透

過熟悉的記憶和畫面，適時鼓勵與引導回憶，提升長者自信心並感受到尊嚴。身旁的人需安靜聆聽並認同，勿敷衍、吐槽或反駁，會影響失智症患者的自信心，易引起反感和不愉快。可用的資源，包括：相片、聽老歌、民俗活動、製作工藝品等，運用一些物品或設計一些情境與活動，來引導老人回顧過去的生活。

舉例

1. 有的長者連兒女都認不得，卻還記得懷舊老歌。有的長者雖然記性差，卻還記得小時候聽過的故事。

2. 長者可能聽到手推攤車的叭噗聲，可以聯想到小時候喜歡吃冰淇淋，還有跟媽媽吵著要買的回憶。

3. 長者的手腳已經較不靈活，看到包粽子的材料時，馬上說出以前農業時代生活情景，大家在過端午的景象。

動物治療

當人與動物互動時，放鬆的情緒能促使神經傳導化學物質降低壓力感，並同時達到穩定參與者情緒的目的。

另外根據遊戲系統理論（The Game System Theory）指出當與動物互動遊戲時，製造了刺激認知功能和肢體活動的機會，使參與者增進決策能力、促發記憶、增加社交活動、及舒展筋骨。

在動物治療後，發現無論有無心理疾病的老人都能意識到治療犬的存在，並且皆能刺激他們述說與動物相關聯的事情，例如：養動物的經驗，這也說明了動物治療可以訓練老人的長期和短期記憶。

此外研究人員也發現治療犬能增加老人口語及非口語的溝通表達，或是撫摸治療犬表示關愛等。也正因如此，動物治療降低老人的寂寞感和負面情緒，同時也增加社交功能，

另外老年人的運動行動能力、平衡感及肌耐力隨年紀退化，動物治療以治療犬作為媒介與參與者互動，像是：遛狗、餵食、梳毛等；這些提供老

人活動的機會。研究團隊提供八周的動物治療，發現約有 50% 的憂鬱情緒能被改善。在失智症患者方面，研究更顯示攻擊行為或是尖叫情形皆減低，而正面情緒大幅增加，包括了喜悅、微笑、放聲大笑及放鬆感等。支持了動物治療可以減緩壓力感而改善老人的情緒。

　　總體而言，不少研究都認為動物治療對老年人的生活品質有相當助益。但如果老人本身對動物毛絮有過敏者，較不建議以有毛類動物給予輔助治療，而若老人本身對動物有排斥感，也不建議執行此治療。

　　這邊附上「**台灣狗醫生（狗醫生協會官網）**」網站給大家參考，裡面有不少動物治療的資訊，歡迎有興趣的讀者參考：

http://www.doctordog.org.tw/

手機掃描 QR 碼：

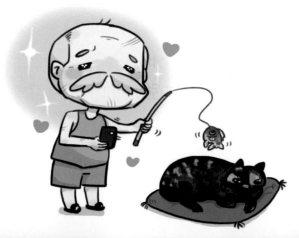

運動

　　如果已經罹患失智症，服用適當藥物減緩或改善失智症狀是必須的。然而如何讓失智症患者避免惡化並保養剩餘腦力來維持自我照顧能力以及保持人際關係，是很重要的。

　　目前醫學上已有實證，可以預防及延緩失智症的惡化，以有氧運動（如快走、跳舞、游泳、騎腳踏車等）、肌力訓練（如重訓等）效果較佳。

　　運動之所以有預防失智的效果，可能與刺激腦部分泌的神經營養因子（Brain-derived neurotrophic actor，簡稱 BDNF）有關，BDNF 被認為可預防腦部海馬迴萎縮與維持認知功能。

　　位於日本愛知縣的日本國立長壽醫療研究中心研究了一種失智預防運動法，稱為「認知運動」。認知運動是融合認知訓練與有氧運動的雙重任務訓練，並沒有限定運動種類或認知作業類型，但必須符合以下的條件：

1. 選擇中強度的身體負荷運動，也就是運動完呼吸會輕微加速，身體感到有一點吃力，脈搏達最大心跳的 50-70%。

2. 認知活動的選擇，應挑選稍微有挑戰性、可以增進腦部負荷的活動，如果對某個認知活動已駕輕就熟或沒有變化性，可能就會比較沒有活化大腦促進認知的效用。

以上認知運動除了要適時調整活動，增加對大腦刺激之外，更重要的是要持之以恆才能預防失智症。

有氧運動

散步、跑步、騎腳踏車或游泳等有氧運動都具有效果。考量老年人的體力沒有年輕時好，運動只要能達到「臉紅心跳」的程度即可。在心跳速率增加、有一點喘的運動強度下持續進行 20-60 分鐘以上，每週至少 3 次，連續進行 8 週，能夠改善失智及情緒症狀。

重量訓練

適當肌力訓練能改善失智症狀，除了接受健身房教練指導之外，也可以讓老人家在散步時拿著

小瓶礦泉水，散步時會揮動手臂達到部分重量訓練的效果。

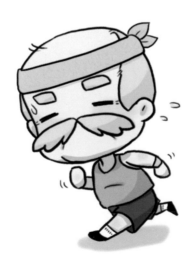

失智症是否會遺傳？

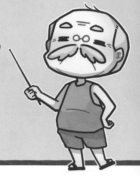

　　相信許多人都會擔心，家裡若有長者有失智症病史，自己是否未來也會罹患失智症？

　　答案是要看狀況，如果是血管性失智症，跟心臟血管疾病和後天飲食生活習慣有關，所以遺傳傾向較低。但如果是退化型的失智症，如阿茲海默症，遺傳傾向就較高。

　　約有 1/3 的失智症患者有家族病史，他們的父母親或兄弟姊妹可能患有失智症，但因失智症常發生於老年人，其父母親或是長輩多半已逝世，所以家族病史常會被忽略。

　　有研究顯示失智症患者的直系親屬罹病的機率為一般人的兩倍。丹麥的雙胞胎研究發現在同卵雙胞胎中，如果其中一位雙胞胎發生失智症，另外一位罹患此症的比例為 32.2%，而在異卵雙胞胎的比例只有 8.7%，可見基因在失智症有一定關

聯性。

　　進一步研究發現，失智症的遺傳性與是不是早發性失智症（發病年齡在 65 歲之前）有很大關聯，因為早發性失智症多半是自體顯性遺傳，即父母其中一位罹患自體顯性遺傳早發性失智症，則其子女得病的機率高達 50％。

　　但是大部分失智症是晚發性失智症，遺傳傾向沒有那麼高。

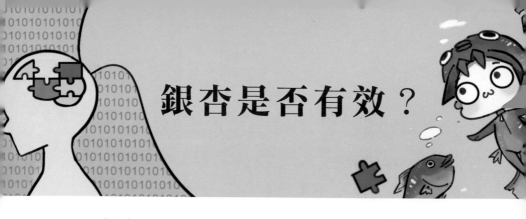

銀杏是否有效？

銀杏（Ginkgo）是民間常說可以改善記憶和預防失智的食物，許多銀杏萃取物也常被做成保健食品販賣，但事實上銀杏對於預防失智症有沒有效？本篇就目前所知的科學研究來討論。

銀杏葉與銀杏果不同

值得大家留意的是，剛剛介紹的銀杏指的是「銀杏葉萃取物」，與我們食材上常運用的銀杏果（白果）是不同的。銀杏果是「銀杏的種子」，銀杏葉萃取物具有「改善血流及微血管通透性」的藥理作用，被認為有「促進腦部及末梢血管循環」作用，銀杏果不含這些藥效成分，所以不具這方面作用。

銀杏葉主成分

- 【類黃酮物質（Ginkgoflavon）與黃酮類

物質（Flavonoid）】：類黃酮物質能抑制環氧合酶（Cyclooxygenase）與脂氧合酶（Lipoxygenase），具有抗氧化及清除自由基的作用，進而保護腦神經細胞。另外還有降低鈣離子濃度和調節一氧化氮產生，讓血管舒張改善血液循環效果。

- 【萜類化合物（Ginkgolide）】：萜類化合物是血小板活化因子拮抗劑，有抑制血小板凝聚、防止血栓形成的功效，因此有人認為有預防缺血性中風的效果。

銀杏果（白果）主成分

- 【白蛋白（Albumin）、天門冬酸（Aspartic acid）與球蛋白（Globulin）】：白果有止咳平喘之功能，但不具備改善末梢血液循環的效果。

銀杏葉是否真能預防失智？

銀杏葉萃取物當初會被認為可以預防失智的原

因是因為成分具有抗氧化與促進血液循環，所以部分學者認為可以預防缺血性中風導致的血管性失智症。銀杏萃取物雖可促進微血管循環，但食用時要小心，這類保健食品可能與心血管用藥、抗凝血藥物等產生交互作用，使藥物效果變得更強，會增加腦出血風險。服用前最好詢問醫師、藥師或營養師等專業人員，以減少副作用發生風險。

目前醫學研究來看，銀杏葉萃取物無法提升腦內神經傳導物質濃度，對乙醯膽鹼膽濃度沒有提升的作用，所以在國際各項研究上無法證實有改善阿茲海默症的效果。

銀杏實證無法顯著有效預防失智

根據目前世界各國的許多研究綜觀來看，銀杏無法證實可以有效預防失智症。

首先是 2004 年法國醫學中心的隨機雙盲研究（Double-blind randomized trial）「GuidAge Study」，這研究長達五年，研究中找了 2854 位 70 歲以上自覺記憶減退但還沒有被診斷失智症的

長者，一組是「銀杏組」，每天服用銀杏葉萃取物（Ginkgo biloba extract）240 毫克；另一組則是「對照組」，每天服用安慰劑，追蹤五年後發現，銀杏組中 4% 長者被診斷出罹患阿茲海默症，而對照組是 5%，兩者並沒有達到統計學上的顯著差異，也就是說銀杏並沒有預防失智的效果。

接著 2008 年，世界權威期刊《美國醫學會雜誌（JAMA）》刊登一項長達八年的研究論文。研究者是美國維吉尼亞大學醫學院神經學教授史蒂芬·德科斯基（Steven T. DeKosky）。這實驗對象包含 3069 人，平均收案年齡為 79 歲，是迄今規模最大的銀杏臨床醫學實驗。

在此實驗中所有人被分成兩組，一組每天服用 240 毫克的銀杏葉萃取物，一組僅服用安慰劑。每六個月評估一次。實驗開始時，所有老人均無失智症，平均追蹤六年後，有 523 人被診斷失智症，其中 277 人來自銀杏組，246 人來自對照組，統計學上顯示兩組罹病率並無差別。

因此在 2014 年台灣健保署認為銀杏葉萃取物對於失智症無明確療效，原來健保涵蓋的 59 項銀

杏葉藥品，皆改為健保不給付。

　　迄今仍有部分學者認為銀杏葉萃取物對於預防失智有幫助，也有民眾是抱持著「不一定有效但不太會傷身」的心態在服用銀杏葉萃取物，很難說一定誰對誰錯。

　　目前失智症最好的預防方式，仍是良好生活習慣、避免或控制三高（高血壓、高血脂、高血糖）、適當運動、均衡營養和充足睡眠等。

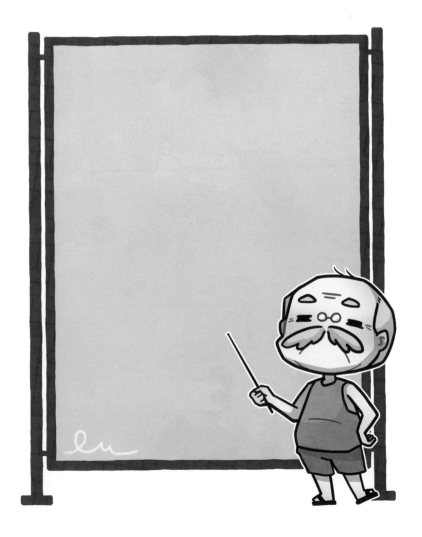

如何照顧陪伴失智症患者？

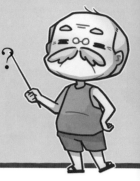

無須和失智症患者激烈爭論

失智症患者嚴重到一定程度後，會出現心智退化、症狀干擾、意識不清或是幻想幻聽等症狀，這時候與患者爭論不一定會改善狀況，有時候反而會造成衝突或情緒起伏。

像我曾治療過一位年長的失智症榮民伯伯，他一直認為總統會來家裡頒發獎牌給他，家人不管怎麼解釋他仍堅信不移，這時候不一定要跟伯伯說：「不可能！你亂講！」、「總統怎麼可能會認識你？」

可以順著他說的話「打太極」，像是說「哇好厲害喔！如果總統來了我再好好招待他。」他可能就會露出笑容不再爭論，可以避免不必要的衝突和情緒起伏。過一段時間後他可能會忘記自己剛剛說過，又開始說一樣重複的話。

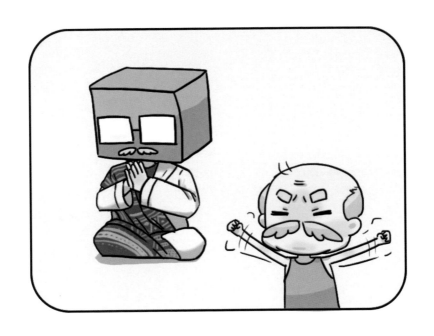

適當求援減輕壓力

　　一位失智症患者,會給整個家庭或家族帶來極大壓力,不管是精神上、體力上、還是經濟上,因此若是僅有一位特定家屬來照顧,恐怕照顧者自己會身心俱疲,甚至部分照顧者也可能會因此失眠、焦慮或憂鬱。因此適當適時求助其他家庭成員或是政府社會福利是應該要做的。

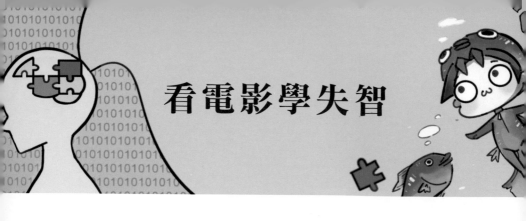

看電影學失智

　　失智症會造成患者認知下降，甚至會影響到整個家庭的生活，許多照顧者的辛酸血淚不是常人所能體會。世界上有些導演花費心力拍攝了失智症相關電影和影集，希望提醒大家失智症的可怕以及預防的重要性，同時也提醒大家活在當下並珍惜身邊的人事物。

　　有感於此，我請親友們推薦覺得不錯的失智症電影，列成表格讓大家方便觀賞或是拿來衛教民眾。一人見聞有限，感謝親朋好友們集思廣益，一起協助完成。

感謝以下提供名單

　　Ai Chen Liu、Erin Wu、、Cathy Chiu 、Cat Hong、Christine Tsai 、Cheryl Kuo、Hui-Ju Wu、Jenny Huang、Michal Chi、Nami Wang、Olivia Chung、Tina Tsai、Wu MengHsiu、Yu Chung、小殘、孔元廷、朱以恬、陳秀芬、蔡孟臻、游如如、呂雅雯、藍清風、游雯婷、黃郁婷、籃寶。

	失智症相關電影	年代	拍片國家
1.	《女人四十》（Woman, Forty）	1995	香港
2.	《記得我愛你》（Beautiful Memories）	2002	法國
3.	《腦海中的橡皮擦》（A Moment to Remember）	2004	韓國
4.	《手札情緣》（The Notebook）	2004	美國
5.	《我的失憶女友》（50 First Dates）	2004	美國
6.	《妳的樣子》（Away From Her）	2006	加拿大
7.	《明日的記憶》（Memories of Tomorrow）	2006	日本
8.	《被遺忘的時光》（The Long Goodbye）	2010	台灣
9.	《我的母親手記》（Chronicle of My Mother）	2012	日本
10.	《桃姐》（A Simple Life）	2012	香港
11.	《愛‧慕》（Amour）	2012	奧地利/德國/法國
12.	《愛無盡》（Still Mine）	2013	加拿大
13.	《去看小洋蔥媽媽》（Pecoross' Mother And Her Days）	2013	日本
14.	《我想念我自己》（Still Alice）	2014	美國
15.	《福爾摩斯先生》（Mr. Holmes）	2015	英國
16.	《我記得》（Remember）	2015	德國/加拿大
17.	《幸運是我》（Happiness）	2016	香港
18.	《殺人者的記憶法》（Memoir of a Murderer）	2017	韓國
19.	《海邊的李爾王》（Lear on the Shore）	2017	日本
20.	《媽媽的人生食譜》（Notebook from My Mother）	2018	韓國
21.	《被遺忘的幸福》（What They Had）	2018	美國
22.	《漫長的告別》（The Long Good-Bye）	2019	日本
23.	《忘了浪漫‧記得你》（Romang）	2019	台灣
24.	《我變笨了，請多多指教》（I Go Gaga, My Dear）	2019	日本
25.	《我親愛的父親》（My Dear Father）	2019	台灣
26.	《與失智共舞》（Dancing with Dementia）（短片）	2019	台灣
27.	《翻供》（Innocence）	2020	韓國

電影《我想念我自己》簡介

　　本章特別挑選一部經典失智症電影《我想念我自己（Still Alice）》來做介紹，但因為涉及透露電影部分劇情，若不想「被雷（劇情透露）」破壞觀影樂趣的讀者可以略過本章節。

　　《我想念我自己》是一部 2014 年描繪失智症的美國電影，電影原著是哈佛大學神經科學博士麗莎·潔諾娃（Lisa Genova）2007 年所撰寫的同名暢銷小說。

　　這部電影內容相當感人又發人深省，由罹患漸凍人疾病（肌萎縮性脊髓側索硬化症（Amyotrophic lateral sclerosis）的理查·葛拉薩（Richard Glatzer）和老公瓦希魏斯特摩蘭（Wash Westmoreland）共同擔當導演，影后茱莉安·摩爾（Julianne Moore）則擔當主演。

　　理查·葛拉薩在 2011 年就被診斷罹患漸凍人疾病，仍堅持對於電影的熱忱努力工作，在執導《我想念我自己》期間，因為病情惡化逐漸無法說話，甚至用腳大拇指觸碰 iPad 和演員溝通，無法表達的部分則透過老公協助完成，電影本身拍攝的過

程就是一個相當勵志的感人故事。

　　而理查·葛拉薩完成這偉大作品後，茱莉安摩爾因本片獲得 87 屆奧斯卡最佳女主角獎，理查·葛拉薩原本期望能出席奧斯卡頒獎典禮，但在頒獎典禮前因病情惡化呼吸困難，只能在醫院裡觀看轉播，於 2015 年 03 月 10 日逝世，享年 63 歲。

　　《我想念我自己》中描述了女主角愛麗絲（Alice）是一位享譽國際的哥倫比亞大學語言學教授，電影劇情描繪了愛麗絲罹患早發型阿茲海默症，經歷了一場逐漸失去記憶的人生衝擊。

　　在劇中她首先出現命名障礙，她在演講時忘記熟悉常用的名詞，但她用很幽默的方式帶過，大家也不以為意。

　　愛麗絲後來在跑步運動時失去定向感，不知自己身在何處，她隱約覺得不對勁，所以自己偷偷跑去看醫生。起初連醫生都沒發現他是早發型失智症，就連愛麗絲告訴他的丈夫時，她的丈夫也不以為意。

　　愛麗絲初期還能自理、自我訓練（單字記憶、拼字遊戲）、用手機維持生活功能，但後來她在

熟悉環境迷路、想不出經常被提及的人名、上課開始語無倫次、無法同時處理多件工作、忘記約會時間等。

　　劇中有一幕是家人們回家過聖誕節，此時愛麗絲還能準備菜餚，但是她一直叫錯兒子女友的名字，且在餐桌上聊天時，她嘗試想要加入大家的聊天，但是卻怎麼也插不上話；這與片頭一開始，她與家人吃飯時可以一邊調解兒女吵架、一邊與丈夫說話，已是判若兩人。

　　之後她開始出現晚上失眠須服用安眠藥才能入睡，她也因為會突然忘記人名、不知如何與人溝通、甚至會忘記約會日期，

　　此外她也從原本的模範老師轉變成被學生投訴的老師(上課找不到檔案、講課語無倫次等)。這對一個高知識份子來說是件打擊很大的事情。為了避免連累家人，甚至還錄影告訴未來的自己，當病況嚴重到一定程度時要如何自殺。

　　劇中愛麗絲曾說：「我寧可得癌症，至少有人會為你祈福，但這種病，大家都不知道你怎麼了，只覺得你是怪人。」

對於曾經是一位高學歷有成就的人，愛麗絲眼睜睜地看著自己的心智逐漸消失，那種恐懼揮之不去且也無能為力。

　　罹病中期愛麗絲連家裡的廁所都找不到，後來有一天她翻到自己當初錄的自殺教學影片，她照著影片教學想嘗試，所幸看護回家發現才阻止了這舉動，後來也甚至忘了原本要自殺了。

　　到了後期，愛麗絲開始出現嗜睡、嚴重認知障礙、無法自理洗澡等。腦海常出現過去重複影像，這也意味著近期記憶已經逐漸消失，只留下很久以前跟家人相處的記憶。

　　劇中愛麗絲去看女兒剛生出的孫子，當她要抱起寶寶時，所有人都以惶恐的眼神看著她，深怕寶寶會遭受意外，但愛麗絲只是淡淡地說了一句話：「我還記得身為一位母親該做的事情。」

　　電影的尾聲以「愛」作為結尾，想表達一個人即便因為疾病喪失記憶、失去智慧和自我照顧能力後，還是能感受和給予愛。

智慧師長馬肇選教授 分享長壽不失智祕訣

　　馬肇選教授是中國醫藥大學榮譽教授，於民國前一年（辛亥年）生，迄今已 111 歲相當長壽，是位充滿智慧又令人敬佩的師長。馬教授即使已經 111 歲，但頭腦仍相當靈光、記性好、充滿智慧，完全沒有失智症狀，是個很好的預防失智症典範。

　　許多人都好奇的請教馬教授是如何養生的，他總是笑著回答他的長壽六字訣：「用腦不要煩惱」。馬教授平日喜歡思考，找出問題並想辦法運用智慧去化解它，如果問題無法解決就淡然處之。

　　馬教授閒暇時喜歡下圍棋，棋力高超，曾擔任過中國醫藥大學圍棋社的指導老師。

　　馬教授不抽菸。飲食部分，馬教授因為是回教徒不吃豬肉，除此之外並沒有特別的忌憚，平常飲食適量，不多吃。馬教授強調：「食物是基本條件，不是充分條件，用句現代的話講，過食會

妨礙精神創造的運作。」

　　馬教授富有教育愛，對學生視如己出，對社會充滿關心，對人生橫逆能夠淡然處之，這就是我所敬佩的師長——馬肇選教授。

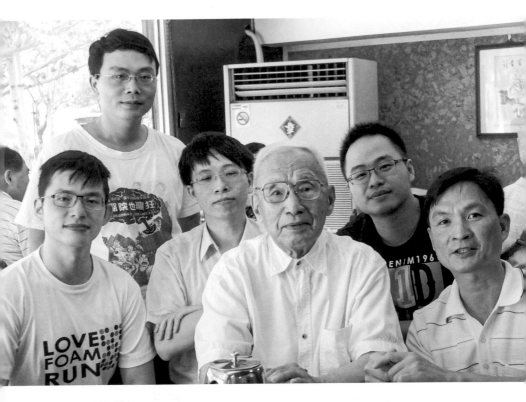

　　馬肇選教授目前已高齡 111 歲，對人生及真理充滿智慧與熱情，更對學生視如己出，認真教學、育人與啟發智慧。（照片攝於 2015 年 06 月，馬教授與學生們合影）

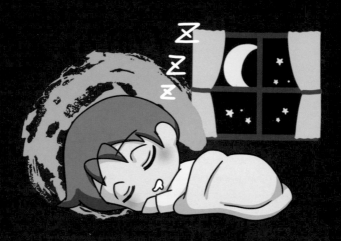

失眠救星-醫夜好眠
中西醫師教你改善失眠

由西醫及中醫兩位醫師共同撰寫

醫學專業衛教，讓你輕鬆理解睡眠的奧秘

學習除了吃藥之外，如何用非藥物的方式改善失眠

林子堯醫師、武執中醫師 / 著

米八芭 / 插圖　　兩元 / 漫畫

手機掃描 QR 碼　　定價：350 元

博客來購買頁面

林醫師精神醫學系列叢書3

不焦不慮好自在

第2版
NEW!

和醫師一起改善焦慮症

林子堯、曾驛翔、王志嘉、亮亮等醫師著

DON'T WORRY
IMPROVE ANXIETY DISORDER
WITH YOUR DOCTOR

恐慌症、社交恐懼症、拔毛症、慮病症、
儲物症、廣泛焦慮症、創傷後壓力症候群、強迫症

手機掃描 QR 碼
博客來購買頁面

定價：280 元

《網開醫面》

網路成癮、遊戲成癮、手機成癮必讀書籍

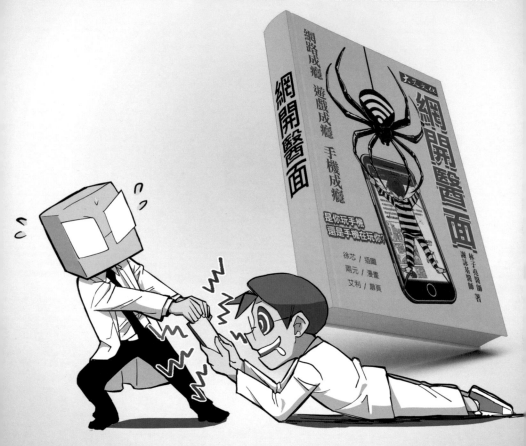

【簡介】：網路成癮是當代一大問題，隨著網路越來越發達，過度
依賴網路的問題越來越嚴重，本書有淺顯易懂的網路遊
戲成癮相關醫學知識，是教育學子及兒女的好書。

手機掃描 QR 碼

博客來購買頁面

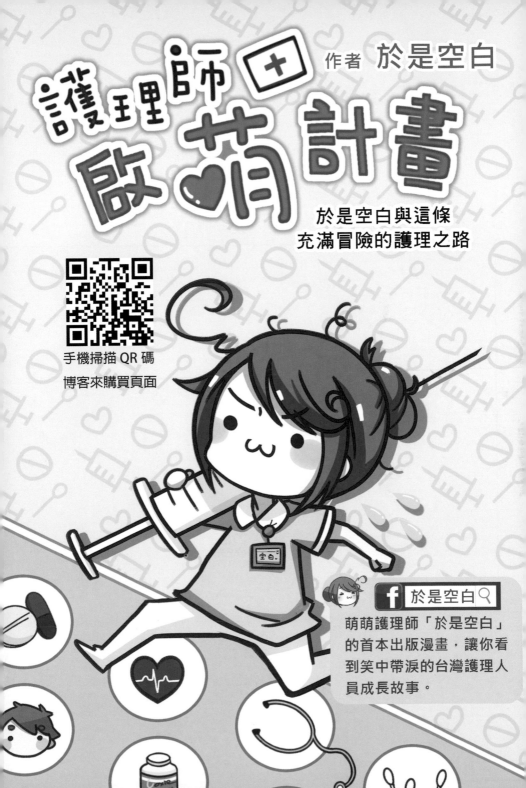

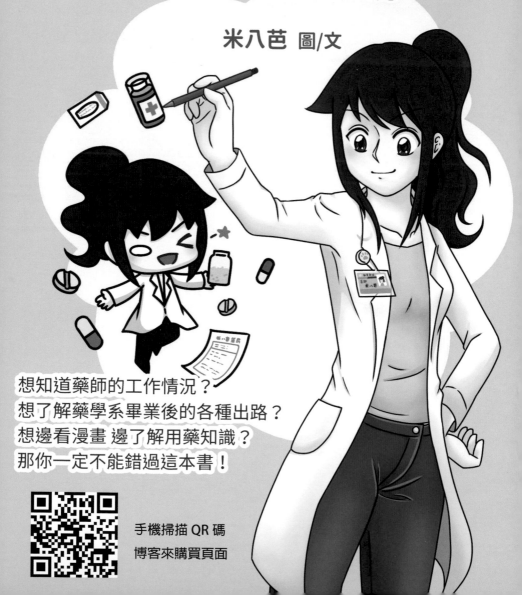

藥師忙蝦米？

白袍藥師米八芭的 漫畫工作日誌

米八芭 圖/文

想知道藥師的工作情況？
想了解藥學系畢業後的各種出路？
想邊看漫畫 邊了解用藥知識？
那你一定不能錯過這本書！

手機掃描 QR 碼
博客來購買頁面

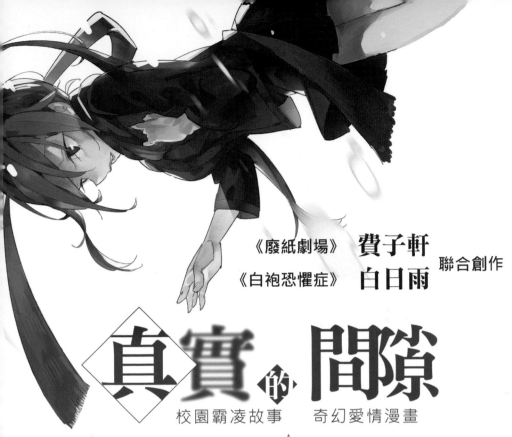

《廢紙劇場》 費子軒
《白袍恐懼症》 白日雨 聯合創作

真實的間隙

校園霸凌故事　　奇幻愛情漫畫

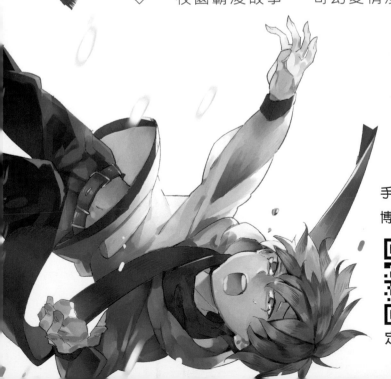

手機掃描 QR 碼
博客來購買頁面

定價：200 元

台灣原創漫畫　榮獲漫畫最高榮譽「金漫獎」首獎

文創之星最高人氣獎、蟬聯六年「中小學優良課外讀物」

醫院也瘋狂 11

新冠病毒COVID-19防疫篇

雷亞 ✚ 兩元

手機掃描 QR 碼

博客來購買頁面

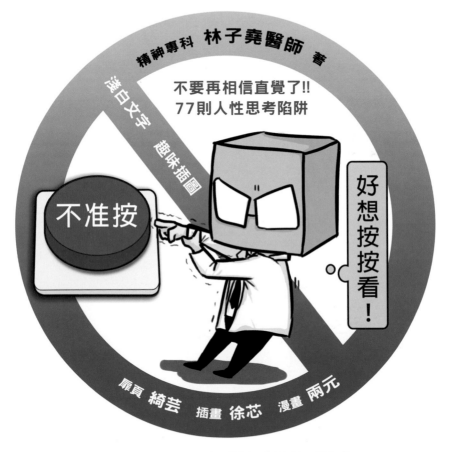

失 智 不 失 志
專科醫師教你預防和改善失智症

出版：黃淑容

作者：林子堯（精神專科醫師）

　　　林典佑（神經專科醫師）

E-Mail：laya.laya@msa.hinet.net

插圖：於是空白、徐芯

漫畫：兩元

校對：何錦雲、洪大、林組明

印刷：先施印通股份有限公司

協助：蔡明穎、莊富嶠

經銷：白象文化事業有限公司經銷部

　　　電話：04-22208589

　　　地址：台中市東區和平街 228 巷 44 號

出版：2022 年 04 月

定價：新台幣 350 元

ISBN：978-957-43-9910-9

國家圖書館出版品預行編目 (CIP)

失智不失志：專科醫師教你預防和改善失智症
林子堯, 林典佑作 . -- 桃園市：黃淑容出版；
臺中市：白象文化事業有限公司經銷部經銷，
2022.04 面；公分 1.CST: 失智症 2.CST: 預防醫學
415.934　　111003322